3天改變體質的

斷糖飲食

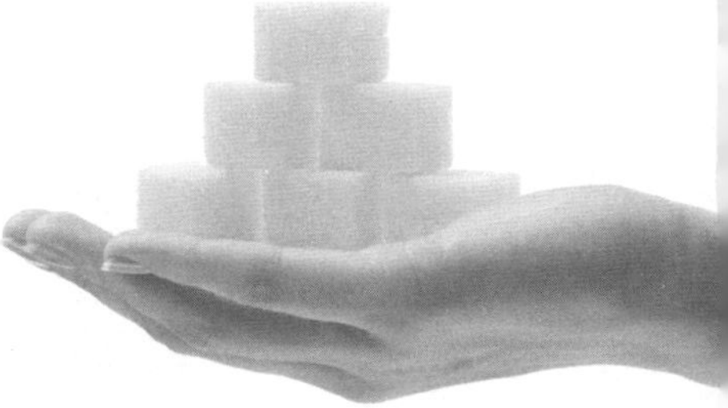

斷糖のすすめ~高血圧、糖尿病が99%治る新・食習慣

西脇俊二 著 劉格安 譯

目錄 Contents

第3章

效果驚人！改善高血壓、糖尿病、癌症、肥胖的「斷糖飲食法」

第4章

「斷糖」也能減肥，最快三天就有感！

第5章

「斷糖飲食」有效延緩老化，預防失智症

第6章

名醫開菜單！「斷糖飲食」這樣吃，最健康

前言

「糖」是一種毒品，更是百病之源！

一開始，我必須先說：「糖，是一種有『害』之物。」

「糖」不但會增加體脂肪、引發代謝症候群、焦慮、反應遲鈍，影響工作或日常生活，嚴重時，還會導致糖尿病、高血壓、動脈硬化、癌症等疾病的產生。這一切可怕的連鎖反應，幾乎全都可以歸咎於「糖」。

因此，各位千萬要銘記於心，只要一天不斷糖（也就是「停止攝取糖分及任何含糖食物」），疾病就會悄悄找上門，嚴重危害健康。反過來說，執行「斷糖飲食法」後，又會發生什麼事呢？

簡而言之，就是「好事」變多了。包括：原本因為肥胖而凸起的小腹，將變得緊實有彈性，穿起西裝更煥然一新；放了很久不敢嘗試的洋裝，也可以重新見人；頭腦變得更靈活、注意力更集中，工作效率越來越好。所謂的「抗老回春」，將不再是遙不可及的夢想。

◉斷糖後，連難治的精神疾病也痊癒了

身為精神科醫師，我很早就察覺到西方醫學存在著某種限制，無法將疾病完全根治。因此，我廣泛地鑽研中國的漢方醫學、印度古老的阿育吠陀醫學等健康理論與知識。我認為，真正的醫學是治本的「預防醫學」，而不是治標的「治療醫學」。

最後，我終於在日本首位提倡「無碳水化合物減肥法」，即崇高診所荒木裕院長的指導下，開啟了「斷糖飲食法」之門。

一旦開始執行「斷糖飲食法」後，即使不透過藥物治療，也能讓絕大多數的糖尿病（僅限二型糖尿病）、高血壓獲得改善；另外，連幾乎無法痊癒的精

神分裂症，也可經由「斷糖飲食法」，逐步穩定病情，恢復良好情緒。

如果你都能夠從琳琅滿目的書籍中，發現這本書並願意拿起來翻閱，我相信「斷糖」對你而言，肯定也不是什麼艱難的事。倘若你真心渴望自己的人生有所改變，請務必放手一試，因為能夠改變你的，不是別人，只有自己。

只要相信自己、願意改變、勇於嘗試，不遠的前方，將有一個光輝且燦爛的未來正等著各位，加油！

西脇俊二

第 1 章

名醫親證！
「斷糖飲食法」的六大效果

變瘦、變年輕，甚至根治痛風、糖尿病等疾病。

1 只要三個月，狂瘦十七公斤

不知道各位開始執行「斷糖飲食法」後，第一個察覺的具體感受，是否為「體重減輕」呢？

效果快的人，大概從隔天開始，就會感覺身體變輕盈，體重也會在三天內開始下降。換言之，**「斷糖飲食法」的魅力就是，不必減少平日的用餐量，只要避免食用含糖食物，即可輕鬆達到減重效果。**

不僅可以吃牛、豬、羊、雞肉或海鮮類等，連普林含量高的鮭魚卵或海膽也無妨。因為由普林引起的痛風，亦可藉由斷糖飲食治癒（參閱七十二頁）；至於膽固醇高的雞蛋，或純麥釀造的啤酒，也都可放心食用。

我自己已經邁入斷糖生活第五年了。最初會對「斷糖飲食法」產生興趣，是因為想了解癌症、糖尿病與憂鬱症間的關係，秉持著作為醫師的實驗精神，我開始親自體驗斷糖生活。結果一個月後，我的體重約減輕五公斤，第二個月又減輕了五到六公斤，三個月下來，竟然整整瘦了十七公斤。

◉持續斷糖，有效養成「易瘦」體質

此外，「斷糖飲食法」也是一種「不易復胖」的減肥法，因為習慣斷糖飲食後，身體便會慢慢適應新的飲食方式，內在生理機能也會自動調整至最佳狀態，不僅身體變健康，更能享瘦一生。

斷糖TIP

執行「斷糖飲食法」後，更容易管理身材，遠離肥胖。

2 「斷糖」後，九十%的病都能痊癒

所謂的「斷糖飲食法」，就是「戒斷糖分，不攝取糖分及含糖食物」。相較於近年來爆紅的「限糖減肥法」，強調的是「限制糖分」的攝取量；斷糖則是以「完全戒斷糖分」為基本原則。如果想減肥，「限糖」當然有一定的成效，不過，若各位的目的是預防糖尿病、高血壓、動脈硬化等，甚至期望治癒這些疾病，我強烈建議各位採用「斷糖飲食法」。

現代人生活忙碌，三餐飲食不正常，許多文明病都是因為生活習慣不良所致，因此，只要我們理解成因，想完全治癒這些惱人疾病並非無稽之談。簡而言之，**只要徹底執行斷糖生活，即使不去醫院、不吃藥，也能治癒疾病。**

◉除了甜食，米飯、麵包、麵條等，也含大量糖分

所謂的糖，並不是單指巧克力等甜食，而是充斥在我們日常飲食中的米飯、麵包、烏龍麵、蕎麥麵、拉麵等碳水化合物，這些食物皆含糖分；另外，像仙貝或米餅等以米或小麥粉為原料的零食、具有甜味的水果或根莖類蔬菜，也含有大量糖分。在這裡我要大聲的向各位呼籲：**「無論是熱騰騰的白飯，或是大家最愛的啤酒，全部都是迫害我們身體健康的『毒』物。」**

只要各位能真正了解糖，並確實地清除體內的糖分，你一定能夠成為「就算想生病，也無法生病」的人。

斷糖TIP

糖，是一種毒品，更是疾病的根源。

3 中餐改吃無糖食物，下午精神更好

是否經常覺得午餐後，感到昏昏欲睡呢？一般人對於這種情形，反應大多是「那是當然的啊！」、「下午睏得都沒辦法工作了。」、「飯後習慣小睡二十到三十分鐘。」甚至聽說有些公司鼓勵員工睡午覺，以提振工作效率。

至於「為什麼用餐後會想睡覺呢？」大多人的認知不外乎是「身體為了消化食物，使血液集中在胃部，導致大腦無法靈活運作」等說法。事實上，這完全是錯誤的觀念。**造成飯後強烈睡意的罪魁禍首，就是「碳水化合物」等糖分。**一旦以拉麵或蓋飯等含糖料理當作午餐，負責掌管情緒的腦內神經傳導物質「多巴胺」，其分泌量就會減少。

「多巴胺」可帶來活力、興奮和適度的緊張感，使我們的頭腦保持清醒。然而一旦攝取糖分，多巴胺將隨著血糖的驟升而銳減，使我們失去幹勁、昏昏欲睡、全身慵懶無力、注意力無法集中，進而影響工作效率。

◉中午不吃含糖食物，下午依舊充滿活力

在我們的認知中，上午是工作效率最佳的黃金時段，其實，只要中午不攝取糖分，下午一樣可以充滿活力，有效率地完成工作。

在日本，有許多學校已開始實行斷糖午餐，並獲得不錯的成效。該校提供的餐點中，完全不含米飯、麵包、甜味調味料等含糖食品。據說這樣做後，下午打瞌睡的學生人數大幅減少，上課的專注力明顯提升許多。

斷糖TIP

糖分，是導致下午昏昏欲睡的元凶。

4

戒吃甜食後，焦慮感和壓力都消失了！

「吃甜食可提振精神」，這是一個極為嚴重的錯誤觀念。雖然疲勞時吃巧克力，確實可讓人放鬆心情，但放鬆感很快就會消失。因此，如果疲勞時就毫無節制地亂吃甜食、零嘴，就算只是一口小小的巧克力，也會使血糖一口氣向上攀升，成為危害健康的因子。

當糖分進入人體後，荷爾蒙便會開始大量分泌，抑制血糖上升；同時，自律神經也會因此受到刺激，處於緊張的狀態。但是很快地，因血糖急速下降，使我們再度興起對甜食的欲望。

一旦吃不到甜食，整個人就會陷入焦慮不安，或為了一點小事就大發脾氣，在情緒忍無可忍的狀態下，只好繼續吃甜食。心情雖然會暫時獲得舒緩，但過了一段時間後，又會開始焦慮不安，瘋狂地尋找甜食，陷入惡性循環。

◉吃太多巧克力，精神容易不穩定

事實上，**這種情緒上的劇烈起伏，正是造成恐慌症、注意力不足過動症、精神分裂症或憂鬱症等精神疾病的主因。**

巧克力等甜食本來是為了消除壓力而吃的食物，最後反而成為身體和心理的負擔。因此，為了健康著想，請戒吃巧克力！

斷糖TIP

疲倦時別吃巧克力，避免累積更多壓力。

5 斷糖可延緩老化，預防失智症

「糖」會加速人體的老化，但卻鮮少有人知道這個可怕的事實。

當葡萄糖和蛋白質受熱後，會形成一種名為「最終糖化蛋白」的老化物質，這種物質會損壞細胞，使身體機能下降。也就是說，一旦「最終糖化蛋白」堆積在體內，便會出現老化的現象。

最明顯的例子就是外表，我們在判斷一個人的年齡時，「肌膚」是最重要的指標之一。不管幾歲，只要膚質好，看起來就年輕；反之，肌膚鬆垮或布滿皺紋的人，看起來會比實際年齡還要蒼老。

「最終糖化蛋白」是一種會威脅「肌膚」健康狀態，進而導致老化的物質。因為「最終糖化蛋白」會破壞膠原蛋白，影響肌膚的緊實度和彈性；人體一旦缺乏膠原蛋白，肌膚便容易出現皺紋、斑點或鬆弛。此外，骨骼或關節也非常容易因此受傷，諸如腰痛、膝蓋痛等隨年齡增長而出現的問題，多半與此有關，千萬不能輕忽。

◉吃太多糖易加速老化，形成失智症

近年更發現，「最終糖化蛋白」除了有害身體健康外，亦會對腦部造成不良影響，甚至有研究明確指出，**「最終糖化蛋白是造成阿茲海默症的原因之一」**。在現今日漸高齡化的社會中，如何保持身心靈的健康活力，已成為全民必須共同面對的課題。從預防老化的角度來看，「斷糖」是非常有效的方法。

斷糖TIP

預防老化、失智症，從「斷糖飲食」開始。

6 吃下肚的每一口食物，都要慎選

人類究竟是為了什麼目的才進食呢？答案是「生存」。更正確一點來說，是「希望活得健康又快樂」。然而出乎意料的是，人類似乎對於吃進肚子的東西，一點也不關心。

我們為什麼要吃肉呢？為什麼非得食用蔬菜不可呢？聽到「納豆有益健康」，就到超市搜刮納豆；聽說「優格對腸道有益」，就餐餐猛吃優格。

當然，願意接受並嘗試各種健康資訊，固然是一件好事，問題是，獲取資訊後，我們是否用自己的頭腦消化思考，這項資訊「真的正確嗎？」或「對我來說，是必要的嗎？」培養獨立思考的腦袋，而不被資訊牽著鼻子走，才是追求健康與快樂的不二法門。

◉戒吃糖分，也是健康的選擇

「限制糖分」的飲食法也是所謂的資訊之一。我相信為了健康、為了用心守護家人、為了富足豐樂的人生，聰明的各位一定可以做出最好的決定。

發生在自己身上的事，大部分皆取決於自己的行為。
自己的將來，亦大部分皆取決於自己的選擇與決定。
一切端看你每天做了什麼對的事、又做了什麼錯的事。

國際管理學大師　布萊恩　崔西（Brian Tracy）

斷糖TIP

任何健康資訊都必須經過思考，不可盲目接受。

第 2 章

「糖」是一種毒，更是癌細胞的最愛！

食物請慎選，攝取過量糖分，對身體無益。

看似均衡的飲食，也含有大量糖分

大家平日的三餐，都吃什麼食物呢？是不是類似下列這些呢？

【早餐】麵包、沙拉、蔬果汁

【午餐】便當（糖醋排骨、燙青菜、味噌湯、白飯）

【晚餐】壽喜燒、白飯、紅酒、飯後甜點（水果）

乍看之下，似乎是相當豐富且營養均衡的飲食，但若長期維持這種飲食習慣，將會對身體造成各種危機。或許很多人無法理解，「這樣的飲食到底出了什麼問題？」

因為這些食物與垃圾食物、加工食品、速食等相比，確實「看」起來正常且健康許多，但仔細分析其中的營養價值後會發現，如果將含糖分的食物排除，其營養價值將所剩無幾。

除了青菜，其餘料理皆僅有糖，這樣我們還能稱它是「均衡的飲食」嗎？

斷糖飲食中所指的「糖」，並不僅限於甜食。

所謂的「糖分」，隱藏在平日吃的米飯、麵包、麵食等碳水化合物，及水果、蔬菜中，是最容易被我們忽略，也最危險的成分，千萬不可以掉以輕心。

斷糖 TIP

除了甜食，米飯、麵食等碳水化合物也含糖分，請慎選再入口。

糖分的營養價值低，不宜大量攝取

人類可以呼吸、活動、生存，不外乎依賴食物的營養。人類依靠「攝取食物」，以維持生理機能，使頭腦和身體可以正常的運作，延續生命。

依據現代營養學的觀點，「三大營養素」是人類最重要的必需營養素。這三大營養素分別是「蛋白質」、「脂肪」和「糖分（碳水化合物）」。由此可見，糖分的攝取被視為一件極重要的事。

而根據日本厚生勞動省的《日本人飲食攝取基準》（二〇一〇年版），此三大營養素的理想攝取比例分別是：蛋白質十五％～二十％、脂肪二十％～二十五％、碳水化合物五十％～六十％。（編按：根據我國衛福部國民健康署建議，每日的三大營養素比例為：蛋白質十二％～十四％、脂肪二十五％～三十%、碳水化合物五十六%～六十三%。）

由此看來，對人體最重要的不是蛋白質或脂肪，而是碳水化合物，其攝取量約為蛋白質或脂肪的三倍。但真是如此嗎？「糖分」真的這麼重要？

◉三大營養素中，只有蛋白質和脂肪無法被取代

以下，我將說明「三大營養素」如何被人體吸收和運作，讓大家能自行判斷與思考，了解「糖分」是否真的如此重要。

首先，「蛋白質」是構成人體的最重要營養素。

蛋白質在體內分解後，成為胺基酸，這是構成肌肉、骨骼、臟器、血液、皮膚、頭髮、指甲等部位的主要成分。只要我們活著，細胞便會不斷地汰舊換新，因此，一旦體內缺乏蛋白質，新陳代謝就會變差，身體機能也會跟著下降；此外，蛋白質也是構成所有荷爾蒙的原料，亦是代謝、消化等酵素的原

料，可說是一種「必須時常補充，且不可或缺的營養素」。

其次，「脂肪」掌控著維持身體健康的關鍵之鑰。

人體內約有六十兆個細胞，每一個細胞的外層都有細胞膜，具有保護和抵抗外在威脅的作用，構成細胞膜的主要成分就是脂肪。此外，「脂肪」也是荷爾蒙及紅血球血紅蛋白的原料，能幫助打造柔軟且富有彈性的血管，預防動脈硬化等心血管疾病的產生。

過去我們總以為，「脂肪是導致肥胖的主要因素，所以必須減少脂肪的攝取」，殊不知，此一作法不僅有害身體，更是遠離健康的愚蠢行為。

◉人體不需太多糖分，多食反而無益

至於「糖」呢？當糖分進入人體後，會儲存在肝臟中，並轉換為葡萄糖，成為人體的能量來源。除此之外，再無其他功能。

沒錯，各位千萬不要懷疑，糖分的功能僅止於此。它不像蛋白質是肌肉或骨骼的原料，也不具備與脂肪相同，平衡荷爾蒙的能力。糖分就如同石油一般，除了「產生能量」外，毫無利用價值。

或許有人認為，「單憑提供能量這一點，糖分也很重要，不是嗎？因為能量是維持生命不可或缺的要素啊！」的確，如果就短跑選手等需要瞬間爆發力或即效性的運動員來說，「糖分」確實能夠迅速且有效地供給能量。但對一般人而言，因為不需要過多能量，糖分反而成為健康的「絆腳石」。

總之，**生存於現代的我們，即使完全不攝取糖分，身體的能量也不會不足，反而將越來越健康。**

斷糖TIP

攝取太多「糖分」對身體無益，甚至可能造成疾病。

人體可自行生產葡萄糖，不需依賴糖分

讀到這裡，各位的腦中是否浮現許多疑問呢？「糖不是大腦唯一的能量來源嗎？」、「如果實行斷糖飲食，不是很危險嗎？」

「糖」確實是大腦的能量來源，但我必須鄭重地澄清：**「提供大腦能量來源的，並非食物中的糖分，而是糖分被分解轉化後的葡萄糖。」**碳水化合物（糖分）唯有在肝臟中被轉換成葡萄糖後，才能被人體利用吸收，其本身並不能直接作為能量使用。況且，人體就能自行製造維持生命所需的葡萄糖。

無論是肝臟或肌肉所含的肝糖、構成蛋白質的胺基酸或脂肪酸等，皆可作為葡萄糖的原料，因此，即使不刻意攝取糖分，對人體也不會造成任何影響。

◉「糖」非人體的必需物質，不可過量攝取

至於人體無法自行製造、必須由食物中攝取的營養，原則上僅有構成蛋白質或脂肪的「必需胺基酸」、「必需脂肪酸」等。各位應該沒聽過「必需糖分」或「必需碳水化合物」吧？

儘管糖分仍被列為三大營養素之一，但從近年最新的營養學觀點而言，「糖分不重要」已是檯面下的共識。反之，我們應該擔心的並不是糖分攝取不足，而是攝取過量，但這項事實卻意外地鮮為人知。

斷糖TIP

人體可自行生產葡萄糖，供給身體所需的能量。

糖分過量時，會化為脂肪，形成贅肉

如果三餐皆「均衡飲食」，所攝取的總糖分量，除了運動選手或體力勞動者外，一般人幾乎不可能完全耗盡，而這些未被耗盡的糖分會跑去哪裡呢？答案是殘留於體內，轉換成脂肪，並形成贅肉。

多餘的糖分會全數囤積於體內，並在肝臟中被轉換成三酸甘油脂，最後以皮下脂肪、內臟脂肪或肌肉內脂肪等形式，儲存於人體中，成為肥胖的來源。

一般多誤以為「脂肪是構成三酸甘油脂的主要成分」，但正如前文所述，脂肪是維持健康的必備條件，更不會形成三酸甘油脂。**構成三酸甘油脂的主要成分，來自沒被人體使用完的多餘糖分。**「糖分」可說是引起肥胖的元凶。

此外，由於人體的脂肪儲存量並無上限，一旦糖分的攝取量超過消耗量，也不會停止吸收，會不斷地持續累積。也就是說，攝取越多糖分，體脂肪會增加越多，進而長滿贅肉。最後不僅體重增加，也大幅提升罹患代謝症候群的風險。反之，一旦採行斷糖飲食，身體便會迅速瘦下來，輕鬆獲得健康。

◉過量的糖分，只會害身體越來越胖

話雖如此，對於習慣以米飯、麵包、麵條等碳水化合物為主食的亞洲人而言，一時恐怕很難接受這個事實吧？即使如此，為了我們的健康著想，必須正視並開始改變。因此，接下來我將一一揭穿「糖」所帶來的恐怖真相。

斷糖TIP

體內未消耗殆盡的糖分，最後會變成體脂肪，形成贅肉。

體內的糖越多，「癌細胞」越容易生存

攝取糖分將導致體脂肪增加，除罹患代謝症候群外，其次最常見的就是「糖尿病」。胰島素是人體內唯一能控制血糖的荷爾蒙，若長期攝取過量的糖，導致體脂肪增加，胰島素也將逐漸失去功能，最終使人體無法自行降低血糖。簡而言之，這就是造成糖尿病的主因。

在胰島素無法發揮正常作用的情況下，身體為了維持穩定的血糖，將強迫分泌更多的胰島素，導致高胰島素血症的產生，同時引發其他疾病，如腎臟的排泄機能可能因此受到阻礙，使身體無法順利排出多餘的鹽分或尿酸，進而導致高血壓或痛風。

糖所引發的疾病並不只這些，一旦血糖急遽上升，血液中的細菌也會大幅增加，導致血管內壁受損。此時，血管中的膽固醇會沉積、附著在血管壁上，這便是動脈硬化的開端，更是腦中風、心肌梗塞等疾病的成因。

◉斷糖後，難治的過敏、風濕也痊癒了

此外，獨占全球死亡率第一名的癌症，也可歸咎於糖分。**因為葡萄糖是癌細胞的主要養分，只要體內含有充足的糖，癌細胞將持續增生，吞噬正常細胞。**

其餘常見的自體免疫性疾病，如異位性皮膚炎、花粉症、風濕病等，或更年期障礙等症狀，幾乎都可藉由「斷糖飲食法」獲得改善，甚至治癒。

斷糖TIP

執行「斷糖飲食法」，可消除癌細胞，遠離疾病。

「糖分」易誘發精神病，甚至改變人格

糖分對人類造成的負面影響，不僅止於身體，連心理（精神）也深受其害，舉凡憂鬱症、精神分裂症、恐慌症等，都與糖分脫離不了關係。因為「糖」會左右大腦掌管情感的區域，對腦內的神經傳導物質造成影響。

其中，腦內有一種名為多巴胺的物質，能使心情振奮；不過，一旦攝取糖分，其分泌量便會下降，導致心情低落、倦怠，甚至併發憂鬱症。

◉實行斷糖飲食後，有效改善恐慌症、精神病

我開始關注「斷糖飲食法」，是受到崇高診所院長——荒木裕醫師的影

響。荒木醫師是全日本第一位提倡「無碳水化合物減肥法」的醫者。

荒木醫師發現，「糖尿病患者罹患憂鬱症的比例較高」，進而著手深入研究。他發現一項驚人的結果：**糖分會造成精神異常，甚至改變人格。**此說法的確令人震驚，但並非沒有道理。

因為，荒木醫師曾多次以「斷糖飲食法」，成功改善精神疾病患者的症狀；我自己也曾建議許多苦於精神分裂症或恐慌症的患者，採取斷糖飲食法而非藥物治療，讓部分患者獲得不錯的改善。

正因如此，我更加堅信「斷糖飲食法」不只是一種減肥法，也是一種治療心理疾病的良方。

斷糖TIP

「含糖食物」易改變情緒或人格，務必慎選再入口。

糖是一種毒品，具有「成癮性」

前文說明了許多關於糖的「壞處」後，大家是否覺得「好像該戒掉才對」或「不戒不行」吧？但下一秒又立刻浮現「真的戒的掉嗎？」的想法。

因為，糖又甜又好吃，的確令人難以抗拒。更別說我們長久以米飯為主食的習慣，要立刻改變並不容易。事實上，**我們會像現在這樣搖擺不定，無法立刻戒掉糖分，是因為我們都「糖中毒」了。**

為什麼會「糖中毒」呢？因為「糖會對腦內的神經傳導物質造成影響」，換句話說，當人類吃進碳水化合物（糖分），腦中會分泌一種名為「腦內啡」的快樂物質。這是一種類鴉片的物質，與紓緩癌症患者疼痛不適的嗎啡相似。

隨著碳水化合物進入人體後，大腦便開始分泌腦內啡，使人產生幸福的滿足感，最後沉浸在「碳水化合物＝美味」的幻象中，逐漸上癮而無法自拔。

◉吃下糖分後的幸福感，只是暫時的幻象

不曉得各位是否有「吃了一口洋芋片後，就忍不住把整包吃完」的經驗呢？或是明明肚子飽得要命，卻還可以騰出另一個胃來裝甜點呢？其實，這些現象全都可歸因於「糖中毒」。

正因為這樣，「斷糖」才顯得如此困難。若真的能完全戒掉糖分，未來絕對有更多遠比攝取糖分，所帶來的短暫「快感」還幸福的事，等待著各位。

斷糖TIP

唯有戒掉糖分，才能擁有真正的幸福與健康。

吃太多米飯、麵包，導致生活習慣病

讀到這裡，各位是否感到好奇，「為什麼古人一天三餐都以米飯為主食，卻依舊活得如此健康？」沒錯，傳統的飲食確實多以米飯和熱湯為主，但當時罹患生活習慣病的人口卻遠低於今日。

為什麼呢？那是因為古人的運動量遠大於現代人，所以能夠將吃進體內的糖分完全消耗殆盡，不會殘留於體內，形成脂肪。

現代生活比過去便利許多，公車、捷運、火車等交通工具隨處可見；瓦斯和下水道等管線廣泛鋪設；家電產品和汽車的發明設計也相當發達，日常生活的便利性大幅提升。

如果詢問五十歲以上的長輩：「小時候過著什麼樣的生活？」答案不外乎

是「上學時要背著很重的書包，走三十分鐘以上的路」、「撈井裡的水煮飯」或「用爐灶生火炊飯」等。

更不用說可自由調節室溫的空調設備了。其實，人類是能夠適應氣溫變化的動物，一直以來都是靠著與生俱來的本領調節體溫，適應外在的溫度。熱的時候流汗，冷的時候關閉汗腺，必要時肌肉還會微微顫抖以提高體溫。這些本能的生理反應，必須耗費相當大的能量，因此，即使吃很多飯也不會造成疾病，甚至需要多吃一些飯，才有力氣生存。

反觀現代人的生活如何呢？上學可以騎腳踏車、搭公車或捷運；一扭開水龍頭就有水可用；因為有空調，所以不必自行調節體溫；想用火的時候，只要轉一下瓦斯爐開關就行了。

生活變得如此舒適的我們，如果像古人一樣繼續以米飯為主食，當然不可能把能量消耗完畢，於是，多餘的糖就會變成體脂肪，堆積在體內，久而久之，罹患「生活習慣病」的人口自然也大幅增加。

◉肉類含有必需胺基酸，是人體不可或缺的營養素

常見的生活習慣病如癌症、肝病、糖尿病、心血管疾病、肥胖、骨質疏鬆、牙周病等。這些疾病都有一個相似特徵，皆為長期不良的飲食生活習慣、吸煙或飲酒所造成。

許多人認為生活習慣病的成因，源自於「飲食西化」，萬惡的根源就是「肉」。其實，肉類含有豐富的必需胺基酸，是維持身體健康不可或缺的食物，因此，「減少肉類的攝取」根本是一種愚鈍至極的行為。**和肉類的膽固醇相比，米飯、麵包、麵類等食物中的糖分，才是造成肥胖的主因。**

斷糖TIP

少吃多動，不以米飯、麵包為主食，才能預防生活習慣病。

「雜食」，是人類生病的主因

原始的人類是肉食性動物，而非穀物、蔬菜皆不忌口的雜食性動物。這一點可能與現今人類，有很大的差異。但只要從人種的發展歷史和消化器官的構造演化來看，即可證實這項說法是正確的。

據說人類最早起源於非洲，大約誕生在距今約三百至四百萬年前，當時的人類靠著狩獵和採集食物維生。

亞洲人也大約在一萬多年前出現，同樣以狩獵的方式捕捉動物，或採集魚類、貝類等作為食材。其後，隨著時代的演進，大約從兩千年前開始，植物性食材逐漸成為飲食中的主角，亞洲人也從這個時期開始，發展稻作文化。

縱觀人類四百萬年的漫長歷史，農耕文化的誕生彷佛是昨天才發生的事；

對於數百萬年來都依靠食用「動物」生存的人類來說，我們的身體根本還沒完全適應吃穀物或蔬菜的雜食性飲食。

此外，從消化器官的構造來看，同樣能證明人類是「肉食性動物」。

◉古時的人類以「肉」為主食，身體反而很健康

不妨仔細觀察牛或鹿等草食性動物，牠們的腸胃消化系統非常複雜。首先，吃進去的植物會儲存在消化管內，再藉由消化器官內的各種細菌分解，自行於體內製造維生所需的胺基酸和維生素等。但人類不具備這樣的能力，因此必須獵捕體內含有此類營養素的草食性動物，才能維持飲食均衡與健康。

如今生活在加拿大、美國等冰雪地帶的「伊努特」民族，就是「人類即使不攝取糖分也能生存」的最佳證明。伊努特人的主食是海豹等魚貝類，他們會直接吃新鮮的生肉，或做成肉乾保存食用。

由於當地氣候嚴寒，無法栽培蔬果，更別提稻米、小麥等穀物，因此伊努特人至今仍過著完全斷糖的飲食生活。他們非但沒有罹患現代常見的生活習慣病，甚至連一顆蛀牙也沒有。

然而，近年來隨著時代變遷，越來越多伊努特人捨棄狩獵生活，轉而落腳於城市；飲食習慣也出現劇變，開始以麵包、餅乾等為主食。聽說那些捨棄傳統生活的伊努特人，不但和我們一樣開始罹患齲齒，連心肌梗塞、癌症等病例也逐漸增加。

從這個結果來看，各位或許更清楚明白，「糖」對人體的危害有多嚴重。

斷糖TIP

人類並非「雜食性動物」，不忌口就容易生病。

成功斷糖的關鍵❶

少看電視，避免吸收過多負面資訊，打擊信心

看見這個標題，或許各位會感到疑惑：「看電視跟斷糖，究竟有什麼關係呢？」

試想，如果我們一直窩在電視機前，或漫無目的地瀏覽網路，便會無意識地吸收過多不必要的資訊，造成心理極大的負擔。因為，我們無法徹底消化吸收，這些來自四面八方的大量訊息。

人類天生就有「消化資訊」的本能，就某種程度上來看，這與消化食物的能力相似。如果我們能夠把食物徹底地消化、吸收，並區分成可用能量與無用廢物，情況或許還沒這麼嚴重；但可怕的是，有些「食物」根本不屬於這兩類，無法徹底消化或排出，只好滯留於體內，成為疾病的因子。

◉ 任何資訊都必須驗證，勿盲目相信

同理可證，**一旦吸收過多不適當的資訊，處理不完的部分就會成為「未消化的資訊」留在心裡，對我們的身心造成各種不良的影響與負擔**，進而打擊「斷糖」的意志力，使我們遭遇慘痛的挫敗。

第 3 章

效果驚人！改善高血壓、糖尿病、癌症、肥胖的「斷糖飲食法」

戒斷糖分後，可抑止疾病產生，延緩老化。

改善九十%的病，活得健康又長壽

每個人都希望自己可以長命百歲、活得健康，無奈多數人都因疾病所苦，無法達成這個願望。

根據統計，日本每年約增加三十萬名糖尿病患者（若將可能罹患糖尿病的高危險群列入計算，人數更多達兩千零五十萬人）；痛風則有五百萬人；至於高血壓患者，若包含未治療的人數在內，恐怕有四千萬人之多。（編按：根據衛福部國民健康署統計，台灣的糖尿病患者占總人口比例的四%，約一百萬人；痛風患者約有八十萬人；而高血壓患者則約有四百三十萬人，且人口逐年增長，不容忽視。）

一旦生病，就要前往醫院，服用藥物治療。有些人因對藥物過敏而產生不適；有些人更因為服藥後影響食欲，無法正常飲食，飽受藥物副作用的折磨，對生命感到痛苦不安。

然而，一旦開始執行斷糖飲食法後，這些不安將全數消失。不僅如此，我認為，「健康地活到一百四十歲」，也將不再是天方夜譚。

也許有人會笑我「胡言亂語」，**但「斷糖飲食法」確實能夠讓大部分的人，從減損壽命的疾病中，獲得解脫。**

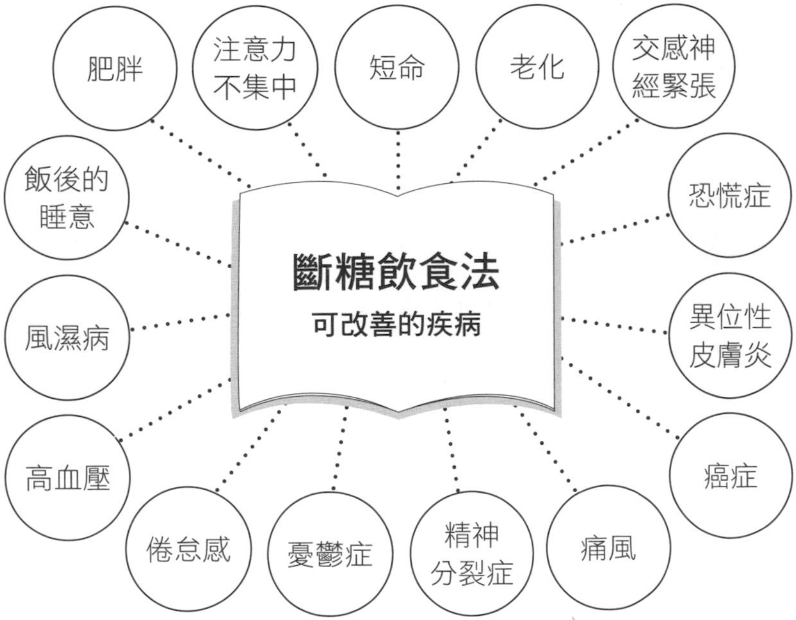

除此之外，人們不但不再需要一輩子與脂肪奮鬥，還能夠常保青春活力，更不必忍受精神疾病的折磨，讓我們能以堅強意志，去面對生命中各種挑戰。

摒除天災人禍、意外事故與傳染疾病，我堅信確實執行斷糖飲食法，人類絕對能夠長命百歲。

斷糖TIP

斷糖飲食法可改善高血壓、糖尿病、肥胖，長命百歲將不是夢。

我們的身體，其實不需要「糖」

我的雙親都死於癌症。父親在被診斷罹患肺癌後住院，期間曾嘗試各種抗癌藥物，但癌細胞仍然迅速擴散，最後在入院兩週後便與世長辭。

接著大約一個月後，母親也發現自己罹患大腸癌。

儘管切除大腸，也做了人工肛門，最後癌細胞還是轉移至骨骼和肺部。

當時我們決定捨棄化療，改用家兄開立的中藥進行治療。我的哥哥是一名對中醫頗有研究的藥劑師。儘管後來母親的身體狀況時好時壞，但她一直到五年後才因為肺炎感染過世。

從那個時候開始，我就不斷地反問自己：「我所學的西方醫療，究竟是什麼？真的能幫助病人嗎？」

我是學西方醫學出身的。一直以來，我都和其他醫生一樣，希望自己能夠救助更多因病受苦的人。直到某一天，我猛然意識到「幾乎所有疾病都無法完全根治，不是嗎？」

以感冒為例，醫院會開立抗生素、退燒藥、止咳藥給患者。患者服藥後，也確實會退燒，咳嗽的症狀也會有所緩解，因而患者本人也認為，是醫生治好他的病。

不過，「發燒」是因為身體與生俱來的免疫力，正在藉由提高溫度的方式消滅細菌或病毒；「咳嗽」或「生痰」也是因為身體本身的防禦力，正在把異物排出體外所產生的反應。因此，我不免懷疑利用藥物止咳退燒的症狀治療，真的算是一種正確的治療嗎？

事實上，美國的醫生在治療感冒症狀時，通常只會開立維生素C，然後就請患者回去「好好休息」，理由是，**「維生素C能夠增強人體的免疫力，有助抵抗感冒病毒」**。

◉嘗試中醫後，困擾我多年的鼻炎在三天內治癒

此外，影響我生活作息、久至不癒的鼻炎，卻透過中醫治療而痊癒了。這一點，讓我更加懷疑西醫治療的侷限性。

我想曾受鼻炎所苦的人，應該都能夠體會我的感受吧？打噴嚏、流鼻水、鼻塞的感覺真的很不好受。學生時期情況最嚴重時，上課一直處於放空的狀態，腦筋根本無法運轉，老師說的話也只能左耳進右耳出。

當時，我先從西醫的藥物治療開始，雖然內服藥確實能夠抑制症狀，但口乾舌燥等強烈的副作用令我相當難受，因此沒多久就停藥了；我也嘗試過點鼻藥，雖然使用後症狀減輕，然而一旦停止用藥，情況反而更加嚴重，因此最終也放棄這個方法。

於是我開始嘗試中醫治療。沒想到，症狀竟然在短短三天內完全消失；其後為了改善體質，我又持續服用中藥約一年的時間，如今我的鼻炎已完全治癒。

◉替代醫療將「人」視為整體，從根本治病

所謂的替代醫療，就是指現代西方醫學以外的醫療。這個名詞對一般民眾或許有些陌生。其涵蓋範圍相當廣泛，舉凡針灸、芳香療法、東方醫學、阿育吠陀，乃至於本書所提倡的斷糖飲食法等食療法，皆屬於替代醫療的一種。

相較於西方醫學是以內科、外科、泌尿科等對應臟器的治療法；替代醫療是將「人」視為一個整體，讓身心狀態同時獲得平衡的治療。「斷糖飲食法」亦是如此。**當我們將「人」視為一個整體，並檢視「糖分」在體內如何作用和是否有其存在的必要性時，自然就會發現，我們的身體，根本不需要糖。**

斷糖TIP

「西方醫學」常治標不治本，無法根治所有疾病。

難治的糖尿病，可藉由「斷糖」改善

「糖尿病無法治癒」的觀念似乎早已深植人心。

我曾見過許多被診斷出糖尿病的患者，明明嚴格遵守醫生的指示，進行飲食療法，病情卻始終不見改善，於是便自認努力不夠，最後索性放棄治療。

事實上，**糖尿病的治療非常容易，治癒率甚至高達百分之九十九。**

糖尿病又區分為「一型糖尿病」和「二型糖尿病」，本篇所談論的是「二型糖尿病」。因為一型糖尿病患者是先天無法自行分泌胰島素，因此必須依賴注射胰島素治療；而二型糖尿病患者雖然能自行分泌胰島素，但由於糖分攝取過量，導致胰島素分泌量異常，使胰島素無法發揮正常功能。

◉體內的糖分過多時，會阻礙胰島素的作用

現在，就讓我向各位說明，「二型糖尿病」究竟是如何產生的呢？

人體一旦進食，體內的血糖就會上升。血糖，指的就是血液中的葡萄糖濃度，血糖一旦上升，大腦便會命令胰臟「快分泌胰島素」。「胰島素」是唯一能夠控制血糖的荷爾蒙。

當血液中的葡萄糖增加，胰臟便會在大腦的指令下開始分泌胰島素，將葡萄糖送往各個細胞，或轉換成脂肪、肝糖儲存在體內，成為備用能量，讓血糖下降至正常的範圍。

然而，一旦攝取過多糖分，這個運作機制就會出現問題。**因為「未使用完的多餘糖分會變成體脂肪」，並阻礙胰島素發揮正常作用。**

胰島素如何將血液中的葡萄糖送往細胞呢？答案是藉由與細胞膜的受體結合，以順利提供細胞養分。一旦脂肪增加過多，此受體便會遭到脂肪覆蓋，無

法順利結合。當胰島素無法將葡萄糖送進細胞內時，血糖自然無法下降。

此時，大腦會以為「胰島素分泌不足」，於是繼續要求胰臟分泌胰島素。但即便如此，只要脂肪持續包覆著受體，葡萄糖就永遠無法進入細胞中，最後導致葡萄糖滯留於血液內，形成高血糖。

此時，身體便處於胰島素控制效果不佳，且血糖值無法下降的狀態。這樣的惡性循環又稱為「胰島素阻抗性」或「高胰島素狀態」，這正是引起大部分「二型糖尿病」的主因。

斷糖TIP

多餘的糖分會成為體脂肪，妨礙胰島素的正常運作。

長期注射胰島素，無益於糖尿病

一般患者被診斷出糖尿病後，應該都會聽到醫師這麼說：

「請限制卡路里的攝取。」

「飲食非常重要，三餐請均衡攝取。」（此處的「均衡飲食」指的是以米飯為主食，並搭配主菜和副菜。）

「少吃肉，那太油了！」

傳統的糖尿病飲食療法，基本上是採取限制卡路里、減少脂肪攝取的方式。然而，許多患者拚命壓抑自己的食欲，努力實踐「低脂、低熱量」的飲食控制法，換來的卻是居高不降的血糖，一點改善都沒有。為什麼會這樣呢？

因為傳統的糖尿病飲食療法「完全不正確」。

讀到這裡，各位應該已經明白，糖尿病是一種高血糖的疾病。不過，讓血糖上升的既非蛋白質也非脂肪，而是「糖分」，因此限制卡路里、低油脂的治療法，一點意義也沒有。

真正該限制的是會提高血糖的食物，也就是所謂的「碳水化合物」。

注射胰島素無益於治療，反而會加重胰臟的負擔

此外，近來研究發現，以往用來治療糖尿病的用藥或胰島素注射，其方法也是不正確且無效的。

一般治療糖尿病患者的流程，是先採用飲食療法，當飲食療法無法使血糖下降時，再給予降血糖藥服用；若降血糖藥也無效，再改用注射胰島素的治療。事實上，這些藥物或注射，對於病情一點幫助也沒有。

雖然剛開始服用降血糖藥時，或許血糖能夠暫時獲得控制，但長期服用，

身體便會產生抗藥性，導致藥效全失，甚至影響肝功能的運作；而在糖分攝取過多的高胰島素狀態下，一旦採用刺激胰島素分泌的治療，會加重胰臟的負擔，導致病情更加惡化。

其實，糖尿病最恐怖的地方不是其本身，而是其所引發的各式併發症。糖尿病會使神經病變，導致四肢疼痛無力，肌肉神經壞死麻痺，甚至截肢等；糖尿病亦會引發血管病變，導致心肌梗塞、腦中風等致命性疾病；糖尿病也會誘發視網膜病變，提高失明的風險。

持續採取錯誤的飲食或治療，只會加重病情，甚至危急生命，不可忽視。

斷糖TIP

注射胰島素或服藥無益於治療糖尿病，易造成反效果。

禁食「含糖食物」，有效治癒糖尿病

簡單來說，**糖尿病就是一種因糖分攝取過多而引發的疾病，唯一有效的治療方法，就是「停止攝取糖分」**。

治療過程中不必服用任何藥物或注射胰島素，因為治療糖尿病的基本原則就是理解碳水化合物對人體的危害，並禁止食用任何含有糖分的食物。

曾經有一名飽受糖尿病折磨二十年的患者，前來我的診所，尋求協助。

與大部分患者的經驗相似，他也被其他醫生要求限制卡路里的攝取量，並服用藥物，展開對症治療。雖然血糖成功獲得控制，但病情卻始終沒有改善。最後這名患者的胰臟完全失去功能，必須依靠注射胰島素，藉以維持胰島素的正常分泌，控制病情。

◉糖尿病是「高血糖症」，不吃含糖食物就能好轉

為了治療這名患者，我請他立刻採取下列事項：

❶停止服藥及注射胰島素。

❷不吃米飯、麵包、餅乾等含有糖分的食物。

❸充分攝取魚、肉等動物性蛋白質。

❹藉由肌力訓練增加肌肉量，以促進體內的糖代謝。

我要求他停止服用藥物及注射胰島素，是因為他的胰臟已失去功能，即使給予再多的刺激也沒有意義，只會加重其負擔；至於飲食方面，必須食用不會提高血糖的肉、海鮮、雞蛋等動物性蛋白質，或含糖量極低的豆腐等食物，碳水化合物則是一口都不能吃。

此外，為了消耗該名患者體內的多餘糖分，我請他進行肌力訓練，藉由大量的能量消耗，加速排除體內的糖分，同時提高基礎代謝率。

一個月後，這名患者再度來到我的診所，整個人變得苗條又健康。檢測血糖時，也成功恢復至正常範圍。如今他就和一般人一樣，充滿活力與朝氣。

其實就如同血壓過高的症狀被稱作「高血壓」，**糖尿病就是血液中糖分過多的「高血糖」罷了。**當我們面對血液中膽固醇過多的「高血脂症」患者時，都會請他們「減少脂肪的攝取」；那麼為何在面對高血糖症的患者時，我們卻不曾對他們說「請減少糖分的攝取」呢？

這是我行醫以來，一直存在心中的疑惑。或許，傳統的糖尿病治療仍存在著許多有待釐清的疑點。

斷糖TIP

糖尿病是一種「高血糖症」，禁食含糖食物，即可好轉。

一碗白飯，含糖量高達九顆方糖！

血糖會無限上升，卻不會無限下降，一旦血糖不足，大腦便會對肝臟發出「血糖不足，請趕快製造」的指令，將肝糖轉化成葡萄糖，以確保血糖能維持在一定的正常範圍內。

基本上，正常的血液含糖量大約是六十～一百mg／dl，也就是大約每一公升的血液含有一公克的糖。依平均值來看，每個人的血液量約為四公升，也就是說，血液中只要含有四公克的糖就足夠；而四公克的糖分大約等於一顆方糖，因此，基本上，「一顆方糖的糖量」就足夠使人維持在健康狀態。

相對於此，各位認為一碗白飯（約一百公克）的含糖量，約是多少呢？大約是三十七公克，若換算成方糖，吃一碗飯等於攝取約九顆方糖。一百公克的

各類食品的含糖量換算

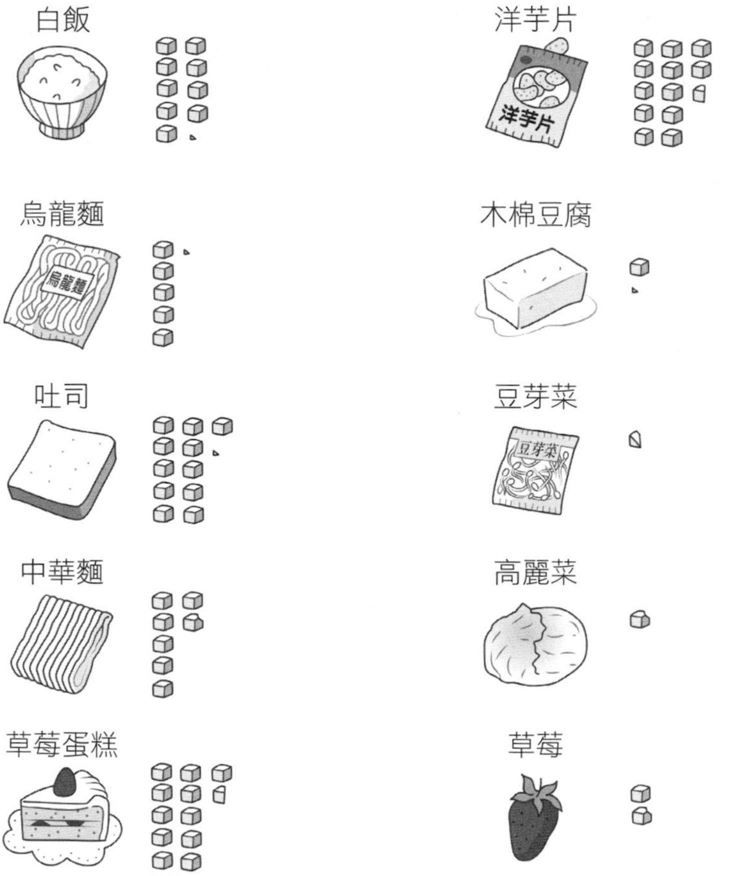

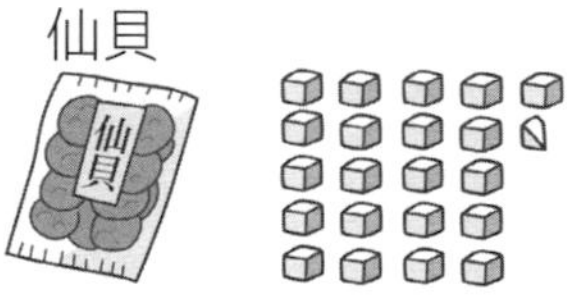

※上述食物以100公克為單位換算。
※1顆方糖＝4公克糖分

烏龍麵約含有二十一公克的糖；中華麵約含有二十八公克的糖，相當驚人！

◉碳水化合物雖含糖分，卻不一定帶有甜味

如果碳水化合物的味道如同方糖一樣的甜，我們便能察覺糖分的存在，但是，**碳水化合物並不像方糖一樣帶有明顯的甜味，即使吃進嘴裡也不會有「正在攝取糖分」的感覺，這也正是碳水化合物最可怕的陷阱。**

下頁特別針對大家最喜愛的食品，歸納列出每一百公克中的含糖量。請各位睜大雙眼仔細確認，每天的糖分攝取量是否超標了呢？

斷糖 TIP

每人每天的糖分攝取量約為四公克，多食無益，更有害健康。

常見食品的含糖量一覽表

名稱	含糖量	名稱	含糖量
米飯（白飯）	36.8公克	草莓蛋糕	46.5公克
年糕	49.5公克	甜甜圈	59.1公克
吐司	44.4公克	黃豆粉	16.1公克
法國麵包	54.8公克	蜂蜜	79.7公克
紅豆麵包	47.5公克	高麗菜	3.4公克
烏龍麵	20.8公克	洋蔥	7.2公克
素麵	24.9公克	竹筍	2.2公克
中華麵	27.9公克	菠菜	0.3公克
義大利麵	26.9公克	豆芽菜	1.3公克
小麥胚芽	34.0公克	花椰菜	1.9公克
冬粉	80.9公克	草莓	7.1公克
米粉	79.0公克	柳橙	9.0公克
洋芋片	50.5公克	香蕉	21.4公克
仙貝	85.7公克	絹豆腐	1.7公克
日式霰餅	82.9公克	木棉豆腐	1.2公克
銅鑼燒	55.4公克	豆腐皮	3.3公克
蜂蜜蛋糕	62.6公克	菜豆	2.7公克
日式糰子	73.2公克	豆乳飲料	2.9公克
爆米花	50.3公克	納豆	5.4公克

※食物以100公克為單位換算。

「糖分」會影響腎臟功能，形成高血壓

如同糖尿病一樣，「高血壓」亦被視為無法治癒的慢性病。

至於高血壓的成因，一般說法是「鹽分攝取過量」。因此患者前往醫院就診時，通常會被醫生叨念「飲食習慣不佳」，被迫採取「低鹽飲食」；若限制鹽分的食療法仍未見成效，接著只能服用降血壓藥，從此用藥一輩子。

國人的鹽分攝取量，正逐年減少中，但高血壓患者卻持續增加中。由此可見，造成高血壓的原因並非鹽分攝取過量。

「高血壓」是因為糖分攝取過量導致體脂肪增加，體脂肪又阻礙腎臟排除鹽分的功能所致。原本鹽分進入人體後，可經由腎臟過濾，再由尿液排出體外，當這個功能無法正常運作時，最終即導致高血壓。

◉糖分攝取過量，也會造成血壓升高

此外，當糖分攝取過量，使人處在高胰島素大量釋放的狀態時，胰島素的興奮作用會使交感神經處於緊張狀態。交感神經會刺激心臟，造成心跳加快、血壓上升等結果。**因此，若長時間處於高胰島素的狀態，血壓自然居高不下。**

身體即是在上述的雙重影響下，罹患「高血壓」。這兩個結果，都可說是由「糖分」引起，「斷糖飲食法」則是治療高血壓的最佳策略。

斷糖 TIP

高血壓的成因是「糖分」，不是鹽分。

多餘的「糖分」會形成脂肪，導致痛風

痛風會造成手腳、膝蓋、肩膀、腰等部位的關節劇痛，一旦發作，疼痛會反覆出現又消失，使痛風患者苦不堪言，無法正常生活。痛風跟糖尿病一樣，受到諸多的飲食限制，不過，真正必須限制的飲食，其實只有「糖分」。

◉痛風的成因是脂肪，而非高普林食物

痛風的成因來自尿酸的原料，即普林。「普林」大約有七成是由人體自行製造，另外三成由食物中攝取，因此痛風患者必須避免攝取高普林值的食物。但僅限制攝取高普林值的食物，就某種意義上來說，是一種無知之舉。

普林在肝臟內被分解為尿酸後，會透過腎臟，經由尿液將其排出體外。一旦身體「排除尿酸」的機制出現問題，就會引發高尿酸血症。換句話說，**「痛風」是一種因腎臟的尿酸排泄機能不良所引發的疾病，而阻礙其機能正常運作的元凶，事實上是「體脂肪」，和高血壓的成因相似。**

我有一位罹患痛風的男性友人，他是一間法國餐廳的主廚，由於工作的關係，必須經常食用含有大量糖分的醬料或紅酒，因此要他執行「斷糖飲食法」並不容易，但我還是請他盡量減少糖分的攝取。

兩週後，他的疼痛完全消失；其後，他也盡可能維持減糖的飲食生活。據說自從他開始減糖後，痛風的症狀就不曾再發作。

斷糖TIP

執行斷糖飲食後，「尿酸排泄機能」即可恢復正常。

糖分會增加血液內的細菌，傷害血管

腦中風和心肌梗塞占全球死亡率的前三名，一般認為造成腦中風或心肌梗塞的原因，是膽固醇攝取過多，導致動脈硬化。膽固醇堆積在動脈內，確實會阻礙血液的流動，使血管失去彈性和柔軟度。

不過，此處的問題並不是「膽固醇過多」，而是膽固醇會「附著」在血管上。基本上，膽固醇值無論多高，只要能夠順暢地通過血管，都不會造成任何風險。**唯有膽固醇附著在血管壁上，才可能導致血管阻塞，甚至破裂。**

膽固醇附著在血管壁上的原因之一，是因為「攝取糖分」，使得血液中的細菌大量增加，傷害血管內壁，造成其凹凸不平，於是膽固醇便會附著在損傷的部位，形成動脈硬化。

◉禁吃肉類及蛋，無法降低膽固醇

此外，「血糖急速上升」對血管的傷害，也是不容忽視的原因之一。如果一天三餐都以米飯或麵類為主食，再加上下午三點的蛋糕，血糖在一天中，會急速上升三到四次，每上升一次，就會讓血管再受傷一次。

所以採用「降低膽固醇」的飲食療法控制，是無效的。有些人會以膽固醇過高為由，極力減少肉類和雞蛋的攝取，但構成血管的原料正是蛋白質。一旦蛋白質不足，就無法製造與修復血管。

因此，戒除糖分並多攝取蛋白質，才是預防動脈硬化的正確方式。

斷糖 TIP

多攝取新鮮肉類、雞蛋，可強健血管，預防傷害。

攝取過量糖分，易引發自律神經失調

「免疫力」是一種保護身體，抵抗外在病毒侵襲的的本能身體機制，因此，一旦免疫力失衡，便會引發過敏、發炎等不適症狀，這種疾病通稱為「自體免疫性疾病」。常見的自體免疫性疾病有「異位性皮膚炎」和「花粉症」。另外，「類風濕性關節炎」、「膠原病」和「甲狀腺機能不足」等，也屬於自體免疫性疾病。

那麼，免疫力為什麼會失衡呢？可能的原因有很多，其中最常見的是「自律神經失調」。自律神經主要分成兩種，一種是從早上到中午時段，負責活絡身心活動的「交感神經」；另一種則是在傍晚到夜晚時段，負責讓身體放鬆的「副交感神經」。兩者若能平衡切換，便能保持身心平衡。

◉交感神經過度緊張時，免疫力即失衡

一旦攝取糖分，身體便會大量分泌胰島素，同時刺激交感神經的運作，導致自律神經失調。副交感神經活躍時，是免疫力的最佳狀態。若忽略這點，對糖分不忌口，將使交感神經一直處於緊張狀態，導致免疫系統失衡。

雖然，導致免疫力失衡的因素有許多，「糖」並非唯一的致病因素。不過，藉由「斷糖飲食法」確實有助於穩定免疫力，改善自體免疫性疾病。

斷糖TIP

「斷糖飲食」可穩定交感神經，維持免疫系統的運作。

「糖」，是癌細胞的最愛！

在日本，每兩人中就有一人罹患癌症，每三人就有一人死於癌症。（編按：根據衛福部二〇一五年統計，台灣每五分二十六秒就有一人罹癌，每二人就有一人死於癌症。）

目前西醫的癌症治療，主要以抗癌劑、放射線治療、手術、荷爾蒙方法為主，看似能有效抗癌，事實上，「癌症」仍然屬於死亡率極高的疾病。

我所實踐的癌症治療法，便是要求癌症患者實行「斷糖飲食法」。

因為癌細胞是以「葡萄糖」為營養源進行增生，藉由斷糖飲食法，便能截斷癌細胞的營養來源，減緩其擴散範圍與速度。

◉癌細胞最愛糖分，是致癌的主因

癌細胞具有「嗜糖」特性，目前已被應用在正電子放射斷層攝影檢查中，其效果優於傳統的檢查方式，就連以往無法檢查出的初期癌細胞也無所遁形。

檢查時，先在受檢者體內注射一種與葡萄糖成分相似的檢查用藥FDG，此時，嗜糖的癌細胞便會開心地進行捕食。由於癌細胞吸收葡萄糖的速度是正常細胞的三到八倍，因此癌細胞裡將會填滿FDG，我們便能從影像中，精準掌握癌細胞的大小與位置。

斷糖TIP

體內的糖分過多時，容易成為癌細胞的溫床。

斷糖及注射維生素C，五個月治癒癌症

治療癌症時，除了使用「斷糖飲食法」，我還會用抗癌劑和點滴注射維生素C。一般的醫院用點滴注射維生素C的劑量，約在零點五到兩公克之間；而使用於癌症治療上的劑量，則是二十五到一百公克的超高濃度維生素C。

首先，讓我們了解為什麼必須「注射維生素C」。

因為葡萄糖和維生素C的化學構造具有高度的相似性。正如前文所述，癌細胞的最愛是葡萄糖，當我們因「斷糖飲食」阻斷葡萄糖的來源後，再將與葡萄糖構造極為相似的維生素C注射進體內，癌細胞便無法分辨，而誤將維生素C當作葡萄糖吸收；**但維生素C卻會使癌細胞內產生過氧化氫（一種與甲酚相似的消毒劑），幫助人體殺死癌細胞。**

換句話說，在「斷糖飲食法及注射維生素C」的雙重攻勢下，可將癌細胞趕盡殺絕。

然而，有人一聽到消毒劑三個字，不免會擔心「會不會傷害其他正常細胞？」答案是不會的。因為過氧化氫不會影響正常細胞，且這種治療法不會出現傳統抗癌劑的副作用。不僅如此，「維生素C」還可以提高防癌效果。因為維生素C是膠原蛋白的原料，具有增強免疫力的功效，可大幅提升癌症患者的生活品質，協助康復。

前述有關維生素C的效果，早在一九七六年，就由化學家鮑林博士（Linus Carl Pauling）公開發表，但真正被發揚光大，是在數十年後的二〇〇五年。當時，美國國立衛生研究院、美國國立癌症研究所和美國食品藥物管理局，共同發表了一項研究結果，即「藥理學性高濃度維生素C會產生過氧化氫，有效殺死癌細胞」，表示此種治療方法，並非空穴來風。

◉抗癌劑的效果不彰，連醫師都不願使用

另外，關於癌症治療，我還聽過一則有趣的故事。

大約在四年前，美國的加州大學洛杉磯分校，對癌症專科醫師進行一項問卷調查，題目是：**「假如你也罹患癌症，請問你會接受目前正在對患者執行的抗癌劑治療嗎？」**結果約有百分之八十的醫生都回答「不願意」。

另一方面，問卷也針對以維生素C點滴進行癌症治療的醫師，提出**「你會接受維生素C點滴治療嗎？」**的問題，結果，全部的醫生都回答「願意」。

當然，我本人不但支持維生素C點滴療法，也從過去的經驗得知，使用維生素C並配合斷糖飲食的方式，確實對癌症治療有效。

在我曾經服務的醫院內，有一名女性員工被診斷癌症末期。三十一歲的她罹患子宮癌，發現時，癌細胞已轉移至肺部，醫師宣告她只剩下四個月的壽命。

因此，她前來我的診所尋求協助，我要求她全面斷糖，並且每個月注射二

十五次的超高濃度維生素C點滴。兩個月後，轉移至肺部的癌細胞已不見蹤影。再三個月後，寄生在子宮內的癌細胞也完全消失了。

只用短短五個月的時間，她就完全康復，連我自己也大吃一驚。

如今這位女性，每個月只需注射兩次維生素C點滴，並持續進行斷糖飲食法。其餘時間，她都能和親愛的家人朋友，健康快樂地正常生活。

斷糖TIP

徹底執行斷糖飲食及注射維生素C，癌症患者也能痊癒。

「糖分」會阻礙大腦運作，引發憂鬱症

現代人不論性別年齡，都很容易為「憂鬱」所苦。

「憂鬱症」更被認為是許多中高齡者自殺的原因。早上起床提不起勁、動不動就想翹課翹班、不想做家事，也不想帶孩子，甚至出現頭痛、肩膀僵硬、喉嚨乾渴等症狀，這些都可能是「憂鬱症」作祟。

事實上，這些現象與「糖分」也有很大的關聯。

雖然一般多認為「憂鬱症」是一種心理疾病，但若追究其根本原因，會發現導致憂鬱症的病源來自腦部。大腦負責掌控我們的情緒，而情緒的起源則來自腦內製造的神經傳導物質（腦內荷爾蒙），如負責穩定心情、製造幸福感的血清素；讓頭腦清醒、掌管恐懼或驚嚇的正腎上腺素；讓人產生活力、充滿幹

勁、提高注意力、創造愉快心情的多巴胺。

這些腦內物質若均衡分泌，可使我們的精神狀態保持穩定。反之，分泌失衡將嚴重影響情緒。**「糖分」正是阻礙神經傳導物質分泌的罪魁禍首。**

◉糖分會影響多巴胺分泌，引發憂鬱、失眠

攝取糖分會導致血糖急遽上升，為了降低血糖值，胰臟會大量分泌胰島素，引發高胰島素血症；胰島素也會刺激自律神經，造成腦內荷爾蒙分泌異常。如此一來，會導致什麼結果呢？結果就是多巴胺的分泌量銳減。

由於「多巴胺」是一種能讓人提振精神的荷爾蒙，當分泌量減少時，自然就會提不起勁、憂鬱或睡眠品質不佳，使心情處於鬱鬱寡歡的狀態。

一般而言，許多糖尿病患者到最後都會罹患憂鬱症。若要深究其主因，仍必須歸咎於「糖分」所造成的高胰島素血症。

◉除了斷糖，放鬆心情也能改善憂鬱症

話雖如此，憂鬱症仍與心理壓力有關。

現代生活步調快速、緊湊，不僅工作壓力大、與同事或朋友間的人際壓力、對未來的焦慮感等，都是心理壓力的來源。因此，光仰賴「斷糖飲食」恐怕無法完全治癒憂鬱症，必須適時放鬆心情，才能消除憂鬱的情緒。

因此，當你感到心情低落、提不起精神時，不妨試著開始「斷糖飲食法」，便能一掃盤踞在心中的烏雲，讓內心感到暢快無比。

斷糖TIP

實行「斷糖飲食法」，可改善憂鬱情緒。

停止攝取糖分，壓力就會消失

自律神經的運作，無法由我們的意志控制。舉凡心臟跳動、調整血壓、調節體溫、消化食物等，這些維持生命的重要身體機能，全都由自律神經所控制。而自律神經系統又分成兩種相反的神經，一種是活動時運作的「交感神經」，另一種是休息時運作的「副交感神經」。

早上起床後，在交感神經的正常運作下，工作會特別有效率；到了夜晚，換副交感神經開始運作，使我們的身體可充分獲得休息與放鬆。像這樣配合身體需求切換開關的機制，能幫助維持身心平衡與健康。

然而，一旦因為攝取過量的「糖」，引發高胰島素血症，交感神經便會受到強烈刺激，在此情況下，將時常處於精神亢奮、緊張的狀態。長久下來，導致血壓上升、心跳加速等現象，因此，即使到了晚上也無法放鬆，嚴重者甚至無法入眠。一旦疲勞無法消除，身體的倦怠感便會不斷累積，影響健康。

◉壓力大時，可透過「斷糖飲食」改善

由於自律神經負責控制全身的器官運作，若時常出現頭痛、暈眩、焦慮、心悸、心律不整、浮腫、手腳冰冷等症狀，皆可能是自律神經失調的前兆。

當然，與憂鬱症相同，影響自律神經的原因並非只有飲食，但我誠心建議各位，**壓力越大的人，越應該嘗試「斷糖飲食法」，改善生活和健康。**

斷糖TIP

小至手腳冰冷，大至夜不成眠，「糖」會引發各種不適症狀。

斷糖三天，可改善精神分裂症

透過「斷糖飲食法」，可有效緩和憂鬱症和自律神經失調症。**精神分裂症也可透過「斷糖飲食法」減緩症狀，只要短短三天，就能見效。**

雖然一般精神科醫生對於這一點仍持保留態度，但這並非無稽之談，而是從我過去曾用「斷糖飲食法」治療的經驗中，所印證的結果：只要斷糖，就能使症狀減緩或停止發作，間接證實「糖」的確會對身體或大腦造成傷害。

當我們攝取糖分時，腦中會分泌一種名為「腦內啡」的神經傳導物質。其與嗎啡同樣具有鎮痛作用，可帶來幸福感或快感，且容易使人上癮，一旦開始服用便難以戒除。**每攝取一次糖分，大腦就會分泌腦內啡，久而久之將演變成「糖分依存症」。**

◉ 糖分如同嗎啡，易使人上癮

罹患精神分裂症的患者，多半會出現幻聽、幻覺或妄想等症狀，不過這些症狀與「藥物依存症」患者身上所出現的症狀極為相似。

想把藥物從藥物依存症患者的體內完全清除，至少需要三天的時間；因此，斷糖三天即可清除體內的糖分，並消除精神分裂症的症狀。

不過，就算精神分裂症患者藉由斷糖，成功讓症狀停止發作，一旦該患者再度攝取糖分，幻聽、幻覺或妄想等症狀又會立刻復發，必須小心。

斷糖TIP

精神分裂症的成因，絕大多數源於「糖中毒」。

血糖不穩，易造成恐慌症發作

「恐慌症」的成因其實出乎意料地單純。只要飲食正常，血糖會緩慢地上升，再緩慢地下降，維持在穩定的常態。然而，**一旦攝取糖分，血糖便會大幅上下波動，影響自律神經，導致恐慌症。**

恐慌症的症狀包括突如其來的劇烈心悸、胸悶、喘不過氣、強烈焦慮感等，有些人甚至還會感受到一種彷彿面臨死亡的恐懼威脅。

只要經歷過一次恐慌症的發作，事後就會受到預期心理的折磨，擔心再度發生同樣的事，也有可能基於此這種理由，再度引發恐慌症。若在此情況下持續攝取糖分，將導致恐慌症更惡化。

◉攝取低GI食物，可改善恐慌症

如果想改善恐慌症，沒有比「斷糖飲食法」更好的方法；**若無法完全斷糖，建議以低GI（升糖指數）食物為主食。**

所謂的「低GI食物」，是指糖分吸收速度較慢的食物。換句話說，是不會使血糖急遽上升的食物。例如，精製的白飯或小麥粉製成的吐司等就屬於高GI食物，會使血糖急遽上升；冬粉或全麥粉製成的雜糧麵包，則屬於低GI食物，使血糖緩慢上升。

如果想要克服恐慌症，我認為聰明地選擇低GI食物，也是非常好的方法。

斷糖TIP

多吃「低GI食物」，有效控制血糖值。

常見食品的GI值一覽表

食品名稱	GI值	食品名稱	GI值	食品名稱	GI值
米、麵包、麵					
糙米	56	白米	84	年糕	85
蕎麥麵	59	中華麵	61	烏龍麵	80
冬粉	32	全麥義大利麵	50	乾義大利麵	65
全麥麵包	50	貝果	75	吐司	91
蔬果					
萵苣	23	番薯	55	馬鈴薯	90
白蘿蔔	26	酪梨	27	紅蘿蔔	80
四季豆	27	黃豆	30	南瓜	65
草莓	29	柳橙	31	鳳梨	65
奇異果	35	蘋果	36	水蜜桃	63
點心					
果凍	46	布丁	52	蛋糕	82
奶酪	47	大福	87	爆米花	85

食品名稱	GI值
魚、肉	
牛、豬、雞、沙丁魚、秋刀魚等	約44～52
乳製品	
牛奶、優格、起司等	約25～34

※數字為該食物每100公克的升糖指數，數值在55以下，即為低GI食物。

成功斷糖的關鍵❷

每天做「丹田呼吸法」，有效放鬆自律神經

體溫調節、心臟跳動、消化機能等，皆受到自律神經的支配，只有「呼吸」可由個人意志控制。

呼吸法可分為腹式呼吸、胸式呼吸等多種方式；不過，以斷糖飲食法的角度而言，最適合且最推薦的是「丹田呼吸法」。

「丹田」指的是心窩以下三寸（約9公分）的部位，**先把注意力集中在此處，然後進行深呼吸，就是所謂的「丹田呼吸法」。**

◉ 進行深層呼吸，可放鬆緊繃的情緒

把注意力集中在丹田並反覆深呼吸，可以徹底放鬆身體肌肉，並使過於緊張的自律神經達到一定程度的放鬆，更可以讓長期累積疲勞的身體，達到適度的緩和，促進自律神經的調和。

對於自律神經容易失調的現代人而言，只要靜下心採取丹田呼吸法，並進行多次的深層呼吸，便可放鬆心情，使身體恢復健康和內心的平靜。

第 4 章

「斷糖」也能減肥，最快三天就有感！

糖分會形成體脂肪，唯有戒除，才能真正變瘦。

為了體重不斷少吃，只會越減越肥

不論性別、年齡，為了健康或外貌，減肥似乎成為大家一輩子所面臨的課題。因此，社會上充斥著各種五花八門的減肥偏方，如香蕉減肥法、蘋果減肥法、高麗菜減肥法、氣泡水或優格減肥法等，有效或無效的減肥資訊充斥在社會上，想必讓大家感到無所適從吧？

於是，大多數的人最終還是決定採用最方便且簡單易懂的方法。那就是「減少卡路里，餐餐計算熱量」，因為人們始終相信，只要少吃，就會瘦。

想必已有不少人親自實踐過「餓肚子減肥法」，但是，這種減肥法根本不可能長久且順利地進行。當肚子非常餓時，就會立刻破功，開始暴飲暴食；就算體重真的減輕，不久後又會立刻復胖，甚至比之前更胖。

因此，一旦使用錯誤的減肥法，不僅無法變瘦，外表亦可能憔悴、顯老，身體狀機能會變差，甚至引發令人意想不到的可怕疾病。

盲目的少吃，體重不會減輕

真正的減肥，不是減輕體重，而是減少肥胖的來源，即「體脂肪」。

體脂肪降低後，體重自然會下降，這才是真正的健康瘦身，也是唯一不復胖的理想形式。如果一直誤解這點，不僅一輩子都瘦不下來，更可能踏上「代謝症候群→糖尿病→動脈硬化→心肌梗塞」的恐怖軌道，千萬不可忽視。

斷糖 TIP

唯有降低體脂肪，才是不復胖的健康減肥法。

做到三件事，「斷糖減肥法」一定會成功

「減少體脂肪」才是真正的瘦身，這也是最健康且理想的減肥法。

為了達成這個目的，除了「減少體內原有的體脂肪」，同時也要「避免新的體脂肪囤積體內」，並將身體打造成不易堆積脂肪、容易燃燒熱量的「易瘦體質」。做到上述三點，才是真正的健康瘦身，請各位務必牢記於心。

因此，我特別為「斷糖減肥法」制定了三項原則。

當你開始實行斷糖減肥法後，大約從第三天開始會感覺「咦，好像瘦了一點？」接下來，請你盡可能持續進行斷糖生活，同時仔細觀察身體的細微變化。三個月後你將發現，現在的你和過去相比簡直判若兩人，不僅身邊的人，連自己都無法置信。

「斷糖減肥法」的三大原則

1

禁止攝取糖分

不僅可以斷絕體脂肪的原料來源，
還能消耗體內原本囤積的體脂肪。

2

攝取動物性蛋白質，同時進行肌力訓練

動物性蛋白質是打造「易瘦體質」的關鍵。
肌力訓練則可增加肌肉量，提高基礎代謝率，
幫助脂肪燃燒。

3

一週進行三次有氧運動

慢跑或游泳等有氧運動，可大量燃燒體脂肪，
達到加速減重的效果。

消除體內的糖分，你一定會變瘦

簡而言之，減肥成功的最佳途徑，就是「清除體內的糖分」。

因為糖分是形成體脂肪的主要原料，只要徹底清除，人體就不易形成新的體脂肪，唯有消除體脂肪，才能真正變瘦。

誠如前文所述，糖分進入人體後，會在肝臟內被轉換成葡萄糖，當作能量來源使用，未被使用完的糖分，就成為肝糖儲存在肝臟中，以備不時之需。這樣的「糖分轉化機制」，其實是原始人類「為了克服飢餓」所演化而出的系統：將尚未被消耗的糖分暫時貯存在體內，飢餓來臨時依然能存活。

不過，現代人的食物來源穩定，不像原始人類必須為糧食戰戰兢兢，因此鮮少陷入飢餓中。

原則上，**除了運動選手或體力勞動者外，一般人根本無法將體內的葡萄糖完全消耗完畢，這些葡萄糖最終都會成為體脂肪並囤積體內，造成肥胖。**

基於上述原因，唯有嚴禁攝取糖分，才是最佳的減肥途徑與方法。

◉斷糖減肥法能「減脂」，讓你真正瘦下來

此外，斷糖飲食法的另一項優點，就是一旦戒斷糖分後，身體為了充分取得能量來源，會加速體內原有脂肪的消耗。

糖分，是最快能被轉換成能量使用的營養素，因此，只要體內有糖分的存在，身體就會優先使用。如果體內沒有糖分，又會發生什麼事呢？此時，身體便會以體脂肪作為生產能量的原料。換言之，**只要我們不攝取糖分，就能讓身體燃燒過多的體脂肪。**

反觀卡路里減肥法，減去的不只是體重，連肌肉量也會一併減少；一旦肌肉量減少，基礎代謝率也會下降；此時只要稍微多吃一點，就會立刻復胖。但是，「斷糖減肥法」是確實減掉體脂肪，並增加肌肉量，提高基礎代謝，自然也不需要擔心復胖的問題。

養成「斷糖」的習慣後，只要不暴飲暴食，偶爾也可以吃一些含糖料理，也不用過度擔心體重會快速上升；當你覺得自己「好像稍微變胖」時，只要再嚴格執行斷糖飲食三天，就能立刻恢復苗條身材。

「斷糖減肥法」最大的好處，就是可以自行控制體重，不再擔心復胖。

斷糖TIP

「斷糖減肥法」可有效控制體重，預防復胖。

減少卡路里的攝取，會變成易胖體質

「卡路里減肥法」其實是完全錯誤且充滿恐怖陷阱的方法。卡路里減肥法的概念，是以「減少總卡路里的攝取」而非「消耗卡路里」的方式減肥。若以中年男性上班族為例，一天消耗的卡路里約兩千五百大卡，因此，一日的卡路里攝取量就必須控制在這個數字以下。

為了達到這個目標，「限制高卡路里的脂肪或蛋白質、攝取低卡路里的碳水化合物、蔬菜或水果等」，就成為基本原則。如此一來，想必各位知道會造成什麼結果吧？即「糖分」的攝取量增多，導致體脂肪增加，身體卻缺乏人體的必需蛋白質或脂肪，造成營養失衡。此外，為了控制卡路里的攝取量，進食量也會被迫減少。

久而久之，因為減肥而忌口，未能獲得食欲滿足的身體，將陷入飢餓的狀態。**最後身體為了補足短缺的燃料，不僅會消耗體脂肪，甚至破壞肌肉組織，使基礎代謝率下降，越減越肥。**

◉基礎代謝率下降，身體就容易發胖

「基礎代謝」指的是維持體溫調節、心臟跳動等人體機能運作的最低必要能量；運動時所需的能量則稱為「運動代謝」。兩者相比，基礎代謝具有較高的卡路里消耗能力，因為我們無時無刻要呼吸、維持心臟跳

「基礎代謝」可消耗較多卡路里

【卡路里消耗比】

基礎代謝：運動代謝＝ **2：1**

卡路里減肥法會降低基礎代謝率，減少身體消耗卡路里的能力。換句話說，「卡路里減肥法」會使身體變成易胖體質。

動；雖然活動不劇烈，但所花費的時間比運動代謝還長，二十四小時都不會停止。換句話說，在日常生活中，就可以消耗卡路里，達到燃脂效果。

因此，若採用卡路里減肥法，導致肌肉量減少，連帶基礎代謝也會跟著下降。一旦基礎代謝下降，卡路里的消耗量也會減少，無法成為易瘦體質。

當然，這種必須餓肚子的卡路里減肥法，絕對不可能長久進行，因為「吃」是人的生存本能。在基礎代謝率降低的情況下，一旦再度開始正常進食，不僅會復胖，且更容易快速累積脂肪。

卡路里減肥法就是掉進「溜溜球效應」的萬惡深淵。切記，千萬不要短視近利，斷送健康。

斷糖TIP

不斷計算卡路里，易使基礎代謝率下降，越減越肥。

魚、肉含蛋白質，會越吃越瘦

執行斷糖減肥法時，可多吃肉類、海鮮或雞蛋，幫助攝取豐富蛋白質。這些向來被視為「高卡路里」而遭受減肥者唾棄的食材，反而是打造「易瘦體質」的重要關鍵。

或許有人會覺得：「從大豆或豆類製品中，不是也能攝取蛋白質嗎？」但是，植物性蛋白質和動物性蛋白質之間，存在著決定性的差異，那就是必需胺基酸的「質」與「量」。

構成蛋白質的胺基酸大約有二十種。其中，人體無法自行製造的稱為「必需胺基酸」，這種營養素只能透過飲食攝取獲得。

◉胺基酸分數越高，合成肌肉的能力越好

必需胺基酸總共有八種，分別是纈胺酸、白胺酸、異白胺酸、蘇胺酸、甲硫胺酸、離胺酸、苯丙胺酸以及色胺酸（最近有一說法認為，包含組胺酸在內，人體的必需胺基酸共有九種）。

可參考下頁的「胺基酸分數表」，清楚地列出各種食物中所含的必需胺基酸。例如，豬肉、牛肉、魚肉、牛奶、雞蛋等的胺基酸分數是一百分。相對於此，大豆則是八十六分。也就是說，**食物的胺基酸分數越高，表示內含的蛋白質品質越好，越能被人體有效地吸收運用。**

由此可見，魚肉等動物性蛋白質中，含有完整且豐富的必需胺基酸。

誠如前文所述，想要提高基礎代謝率、增加卡路里的消耗量，就必須有充足的肌肉量。因此，我們要多攝取含有豐富必需胺基酸的魚肉，提供身體製造與修補肌肉的充足原料。

常見食物的胺基酸分數一覽表

分數	食物
100 分	牛肉、豬肉、魚、蛋、牛奶、優格等
90~99 分	蕎麥麵、培根、蜆、起司等
80~89 分	番薯、豆腐、奇異果、海帶等
70~79 分	香菇、烏賊、玉米、韭菜等
60~69 分	米飯、馬鈴薯、香蕉、草莓等
50~59 分	胡蘿蔔、高麗菜、杏仁、蘋果等
40~49 分	吐司、烏龍麵、洋蔥、番茄等
39 分以下	泡麵、白菜、葡萄、西瓜等

※食物的胺基酸分數越高，促進肌肉生長的能力越好。

換言之，**想打造易瘦體質，就必須先擁有肌肉，而構成肌肉的原料就是「蛋白質」**。由上頁所的胺基酸分數比較表可看出，分數越高的動物性食物，其促進肌肉生長的效能越佳。

蛋白質除了是肌肉的原料外，亦是構成骨骼、器官、血液、皮膚、荷爾蒙或酵素等不可或缺的營養素。

只要活著，人體的細胞就會持續進行汰舊換新的再生工作。因此，我們隨時都需要蛋白質，一旦缺乏，不僅基礎代謝率會下降，身體也無法正常製造新細胞以替換舊細胞，導致機能逐漸退化。

千萬不要被卡路里限制等錯誤資訊迷惑，採用「少吃肉」或「避免攝取雞蛋等高膽固醇食品」的減肥方式。切記，正確且均衡的攝取魚或肉，才能有效減肥，也可避免身體缺乏蛋白質，造成不可挽回的永久傷害。

◉魚、肉類會使身體產生飽足感，不再過量進食

如果你無法接受上述說法，讓我們回到限制卡路里的觀點來看，肉類等動物性食物也有值得被推薦的理由，那就是不必擔心「食用過量」。

當我們攝取碳水化合物時，大腦會分泌類似鴉片物質的腦內啡，使我們陷入「不管吃多少，都吃不飽」的成癮狀態，但攝取魚或肉時，身體卻有一定的極限，可避免進食過量。

一旦攝取到某種程度時，身體自然就會呈現飽足感，內心也因而感到滿足，不會再有想要繼續「吃」的欲望。

斷糖TIP

均衡攝取魚或肉類，是打造「易瘦體質」的關鍵。

標榜清淡的日本料理，也含有大量糖分

談到有利於減肥的飲食方式，大部分的人會先想到「傳統的日式料理」，或以糙米為主的「粗食」，這類飲食也常與美國的飲食文化相提並論。

確實，在美國二十歲以上的成人中，有百分之六十五（一億七千萬人）是肥胖人口，孩童也有百分之三十四以上是肥胖人口。與這些美國人相比，日本人的身材明顯纖細苗條許多。於是便有人主張，日本人不像美國人容易罹患嚴重的肥胖症，證明「日本的飲食文化比較健康」。

但是，近年來鼓吹「不吃米飯等碳水化合物，改吃肉食」的言論卻越來越多，背後其實存在著相當充足且明確的理由。

◉ 多吃蛋白質、少吃糖，有效預防糖尿病

日本人之所以罹患肥胖症的比例較低，是因為胰島素的分泌量先天就比美國人少，比起肥胖症，日本人反而更容易罹患糖尿病。日本人在發胖前，多半已經罹患糖尿病，變得不容易肥胖。這也是為什麼日本人罹患腦中風或心肌梗塞的風險，遠高於美國人的原因。

那麼，如何降低罹患糖尿病的風險呢？**只要多攝取蛋白質、少攝取糖分，就可減少脂肪及預防糖尿病。**

斷糖 TIP

「斷糖飲食」能減少肥胖機率，預防糖尿病。

膽固醇太低，容易罹患失智症、癌症

每當我提出「請多吃一點肉」的要求時，很多人便會反問：「會不會攝取太多膽固醇？」如過街老鼠般不受歡迎的「膽固醇」，其實一直以來都被人們誤解了。

人們開始接受「膽固醇是造成動脈硬化主因」的觀念，是因為俄國的病理學者安尼斯科（Nikolay Anichkov）在一九一三年所發表的一項實驗結果。

他在實驗中發現，「使用含有高膽固醇的飼料餵食兔子，其膽固醇會沉積在大動脈，導致動脈硬化。」但這項實驗的最大問題在於，兔子是草食性動物，其構造與人體不同，無法自行吸收膽固醇；人類等肉食性動物，是由小腸負責調整膽固醇的吸收，因此兩者存在著本質上的差異，無法相提並論。

◉ 癌症、失智症，皆源於體內的膽固醇不足

此外，膽固醇是構成人體六十兆個細胞的細胞膜原料，也是構成各種荷爾蒙或膽酸的原料。膽固醇對人體而言非常重要，甚至需要由人體的肝臟自行製造。事實上，我們從食物中攝取的量，只占了人體的五分之一，因此攝取含優良膽固醇的食物，反而可有效降低肝臟的負擔。

如第三章所述，造成動脈硬化的主因是「糖分」而非膽固醇。近來甚至有一種說法表示，**體內膽固醇越低，其癌症死亡率或罹患失智症的風險越高。**

斷糖TIP

「膽固醇」是組成人體的原料之一，攝取不足時容易生病。

長期吃素，容易營養失調

為了減肥，許多人採取「只吃蔬菜，不攝取任何肉類」的極端作法。的確，吃素者多半擁有苗條的身材。吃素的理由很多，有些人因為宗教信仰，有些人基於倫理道德觀念。不過，**單就「斷糖」的角度而言，吃素會使體內的蛋白質或脂肪量嚴重不足，我個人並不贊同吃素。**因為部分蔬菜的含糖量極高，雖然能減輕體重，但是否能健康瘦身，卻是未知數。

雖然我現在反對吃素，但過去我卻是一個標準的素食主義者。早餐不是蔬菜汁就是水果，午餐和晚餐的食材也以蔬菜或穀物為主。當時的我非常健康，每天都活力十足。

◉吃素時，體重不斷減輕，食欲也變差

茹素時，我曾受過俄國特殊部隊的訓練，記得當年成功登上海拔五八九五公尺的非洲最高峰——吉力馬札羅山。現在回想起來，我都想反問自己當時的精神狀態「是否有問題？」明明是個以蔬菜和穀物為主食的素食主義者，卻拚命參加需要耗費大量體力的活動，讓自己瘦得像個皮包骨。

一年半後，我的體型越漸消瘦，食欲變差，吃東西對我而言成為一件麻煩事。長久下來，整個人也失去活力。所以，我立刻調整回普通的飲食生活。

現在的我，正實行「斷糖飲食法」，每一天都過得充實又滿足。

斷糖TIP

吃素易使體內缺乏蛋白質及脂肪，不一定健康。

透過三餐均衡攝取蛋白質，最健康

現在我們已知道蛋白質的重要性，不過，每天該攝取多少蛋白質呢？

以日本成人的標準來說，男性是五十公克，女性是四十公克，但我的建議量是男性六十公克，女性五十公克。（編按：根據我國衛福部的營養指南建議，國人一日所需的蛋白質量不盡相同，基本上是以體重換算蛋白質的攝取量。一般健康的成人，每日蛋白質建議攝取量為每公斤一公克蛋白質。因此，以六十歲的成人來說，每天的蛋白質建議攝取量為六十公克）

不過，這是否表示一名成年男性，每天只需要五十到六十公克的肉就夠呢？當然不是。因為肉類或海鮮中除了蛋白質，還有水分、食物纖維等其他成分，因此必須將蛋白質以外的成分扣除。例如，一百公克的牛里肌肉，只能攝取到約二十公克的蛋白質；雞柳約二十三公克。（詳細可參考下頁的「各類食物的蛋白質含量表」）

◉蛋白質不需一次攝取，建議分三次食用

因此，**建議挑選油脂較少的瘦肉，其蛋白質含量較高，也可避免攝取多餘的飽和脂肪酸，適合減肥者食用。**若攝取量仍不足，可再從蛋或豆腐等食物中補足。此外，每天的蛋白質必需攝取量，也不需一次吃完，而是平均分配於三餐，如早上七十公克、中午六十公克、晚上七十公克等。

斷糖TIP

多吃瘦肉，並搭配蛋或豆腐，幫助攝取蛋白質。

各類食物的蛋白質含量表

肉類	蛋白質（公克）	海鮮類	蛋白質（公克）
牛筋	28.4	鮪魚（紅肉）	26.4
牛里肌肉	21.3	鰹魚	25.8
牛肝	19.6	大馬哈魚	22.3
牛腿肉	19.5	鯛魚	21.7
牛肩肉	16.8	青甘魚	21.4
牛沙朗	16.5	鯖魚	20.7
牛舌	15.2	鮪魚（魚肚肉）	20.1
牛五花肉	12.5	沙丁魚	19.8
豬里肌肉	22.8	鰈魚	19.6
豬腿肉	20.5	秋刀魚	18.5
豬肝	20.4	鱈魚	17.6
豬肩脊肉	17.1	章魚	21.7
豬腰脊肉	19.3	螃蟹	20.6
豬五花肉	14.2	蝦子	18.4
雞柳	23.0	烏賊	18.1
雞胸肉（去皮）	22.3	帆立貝	17.7
雞胸肉（帶皮）	19.5	**豆類**	**蛋白質（公克）**
雞腿肉（去皮）	18.8	木棉豆腐	6.6
雞腿肉（帶皮）	16.2	絹豆腐	4.9
雞肝	18.9	**其他**	**蛋白質（公克）**
雞翅膀	17.5	雞蛋	12.3

註：食物以100公克為單位。

跑步時滿頭大汗，無益於燃脂

藉由「斷糖」阻斷體脂肪的供應來源，並積極攝取能打造窈窕身材的動物性蛋白質，光是這兩項改變，就足以幫助各位打造易瘦體質。但若想要「瘦得更有效率」，建議配合有氧運動一起進行，效果更好。

有氧運動不能胡亂進行，必須有一套正確的運動方式。

每次去健身房時，都會看到跑步機上揮汗如雨、辛苦運動的人們。很可惜的是，這種方法無益於瘦身，因為一旦補充水分，一切就前功盡棄。

究竟是在哪個環節出錯呢？答案就是「跑步時的脈搏數」。

◉脈搏數太高時，無法燃燒脂肪

跑步時會揮汗如雨，代表脈搏數太高，不能算是有氧運動，無益於脂肪燃燒。脂肪的燃燒必須落在「有氧運動的心跳區間」，大於或小於此區間都不行。**唯有讓跑步時的脈搏數，維持在有氧運動心跳區間內，才能真正燃燒體脂肪。**（斷糖時，建議以最大心跳數（220－年齡）的百分之七十到八十為基準，讓脈搏數維持在此區間。）

此外，「肌力訓練」也是值得推薦的運動。「肌肉」可幫助消耗能量，因此，增加肌肉量可提高基礎代謝，有效瘦身。

斷糖 TIP

執行斷糖飲食，並搭配運動，減肥更事半功倍。

成功斷糖的關鍵❸

飲用溫開水，有效強化腸道功能

各位是否也聽過「早上起床喝一杯溫開水，有益身體健康」的說法呢？我認為同樣適用於「斷糖飲食法」。

斷糖的重點之一，是必須增加肉類或海鮮類的蛋白質攝取量。然而，此類食物不易消化，於是，提升個人消化功能也顯得格外重要。

若消化功能不佳，即使吃下許多食物，也無法妥善利用吸收，甚至可能引起腹痛、便祕、下痢等不適症狀。為了避免這些情況發生，我建議，起床後第一件事：先飲用溫開水，可促進腸道蠕動，增加便意，使腸道的代謝更順暢，吸收效果自然提升。

◉ 冷飲會降低消化力，請多喝溫開水

當然，也不僅限於早上起床後才能喝溫開水。事實上，「冷飲」會使內臟冷卻，降低消化機能，因此，請盡量少吃生冷的食物。此外，**「碳酸飲料」也會降低消化能力，請盡可能飲用溫開水或溫熱飲品。**

第 5 章

「斷糖飲食」有效延緩老化，預防失智症

現在就開始「斷糖」，打造健康、不臥床的老年人生。

甘甜的照燒醬、壽喜燒，會加速老化

「糖分」會嚴重加快老化速度。隨著年齡增長，細胞或荷爾蒙等機能會逐漸衰退，這是正常的老化現象。但受到居住環境、飲食和生活習慣等因素影響，每個人的老化程度與速度不盡相同。

例如，睡眠不足、心理壓力、暴飲暴食或抽菸等習慣，會使體內形成自由基。「自由基」是一種老化物質，會造成細胞氧化。細胞因氧化而受到損害，逐漸失去原有的機能，陸續死亡後，也會加快老化速度。此外，容易傷害身體的「活性氧」，及與自由基相似的一種老化物質，即「最終糖化蛋白」（Advanced Glycation End Products=AGEs），也是造成細胞老化的主因。

◉甘甜的照燒肉、壽喜燒，是一種毒物

「最終糖化蛋白」是一種「蛋白質和糖受熱後生成的物質」，會引起血管產生發炎反應，進而造成器官病變，是具有強烈毒性的物質。

由於「最終糖化蛋白」是蛋白質和糖加熱後產生的物質，如果使用雞肉（蛋白質）及味醂（糖）或醬油製作「照燒雞肉」，或用牛肉（蛋白質）和砂糖（糖）等材料製作「壽喜燒」，在料理中就會形成大量的最終糖化蛋白。

也就是說，**一般人最愛的「甘甜味」，正是加速老化，破壞細胞的元凶，讓我們不知不覺吃下毒物，卻渾然不知。**

斷糖 TIP

甘甜味食品含大量糖分，是造成老化的主因。

細胞一旦糖化，是「老化」的開始

「最終糖化蛋白」是一種老化物質，會經由兩種管道累積於人體內。

第一種是「透過食物的攝取」，由蛋白質和糖一起加熱製成的料理中，含有大量的最終糖化蛋白。

除了照燒雞肉、壽喜燒、牛丼、紅燒魚等基本的甜醬料理外，其他以小麥粉（糖）混合雞蛋或牛奶（蛋白質）再煎烤而成的鬆餅、麵包或甜甜圈等，也都是老化物質的來源。此外，**洋芋片和薯條中，也含有大量的最終糖化蛋白。**

第二種則是生成於體內的「內因性最終糖化蛋白」。

一旦攝取過多的糖，將導致血液中的葡萄糖過剩，「糖」就會附著在構成身體細胞或組織的蛋白質上，再經由體溫的加熱引起糖化現象。

特別是糖尿病患者，由於體內的糖分較多，容易形成最終糖化蛋白。一旦病情惡化，糖化蛋白質將更容易堆積在體內或眼睛的水晶體、角膜或視網膜上，造成白內障；或是附著在腎臟黏膜或神經末段，導致腎衰竭或神經病變。

此外，最終糖化蛋白還會製造同為老化物質的「活性氧」，增加身體的氧化壓力。不過，只要進行「斷糖飲食法」，就能延緩老化，並治療糖尿病。

◉蛋白質攝取不足，只會加速老化

有些人可能認為，既然蛋白質也是最終糖化蛋白的成分之一，「不攝取蛋白質，應該也可以吧？」但是，就如同前文一再強調的重點：「蛋白質」是構成人體與細胞的重要元素，少了它將嚴重危害健康。

如果蛋白質攝取不足，身體機能會因細胞無法正常進行汰舊換新，進而逐漸衰退，甚至加快老化速度。

各位讀者是否開始擔心，難道從此再也不能吃最愛的照燒料理嗎？請大家放心，本書第一三七頁已有應變方法，請務必詳細參閱。

斷糖TIP

減少體內「最終糖化蛋白」的形成，是預防老化的關鍵之鑰。

膠原蛋白若被糖化，外表一定顯老

除了加速老化外，「最終糖化蛋白」也會影響體內的膠原蛋白。「膠原蛋白」屬於蛋白質的一種，因此各位應該不難想像，蛋白質和糖結合（糖化）後，會造成多大的傷害吧？糖化後的膠原蛋白不但會失去彈性，也會逐漸失去張力，使身體產生不適。其中，對於「肌膚」的影響最為嚴重。

「膠原蛋白」是維持肌膚緊實或彈力的重要成分，**一旦膠原蛋白開始糖化，肌膚會顯得乾燥鬆弛，皺紋也會越來越多**，看起來比實際年齡還「臭老」。

雖然「斷糖飲食法」無法返老還童，回到二十幾歲時的青春美貌，但是，只要體內不再生成新的最終糖化蛋白，便可維持現有的最佳狀態，想要保持年輕活力，並非不可能的事。

◉ 體內的膠原蛋白一旦減少，血管將不堪一擊

此外，「膠原蛋白」對於遍布在人體的「血管」而言，也十分重要。如果血管內含有充足的膠原蛋白，便能維持柔軟度與彈性，配合血流自由地伸縮，達到預防高血壓等心血管疾病的功效。

相反的，當「膠原蛋白」被最終糖化蛋白破壞，失去柔軟度和彈性時，血管就會變得脆弱不堪。如此一來，血管內形成血栓、阻礙血液循環的可能性將大幅提升。更可怕的是，若最終糖化蛋白堆積在血管內壁，甚至會引發動脈硬化，導致腦中風或心肌梗塞等要命疾病。

斷糖 TIP

執行「斷糖飲食法」，可避免體內產生糖化作用，常保青春。

定期補充「膠原蛋白」，幫助延緩老化

如何判斷自己是否開始老化？不妨觀察「下半身」的活動狀況。例如，雙腳是否無法順利站立，或只要地面稍有不平，就容易跌倒；跌倒時，身體無法迅速反應、起身，造成骨折；跌倒後必須臥病在床，長期休養，或必須仰賴看護照料，這些都是身體老化的徵兆。

想要延遲或預防老化情形，最有效的方法就是「抑制最終糖化蛋白的生成」。為什麼呢？因為膠原蛋白是「骨骼」和「關節」的重要成分，也是其再生與修補的重要原料之一。

「膠原蛋白」是構成骨骼的重要核心，同時也扮演著鎖住鈣質或礦物質的「統合角色」。因此，不論補充多少鈣質或礦物質，**只要體內缺乏膠原蛋白，骨骼的強度就會衰退，引發骨質疏鬆症等疾病。**

此外，扮演骨骼間緩衝地帶的關節軟骨，其成分約有百分之五十以上是膠原蛋白，一旦遭到破壞，關節軟骨也會受損，導致骨骼相互摩擦碰撞，引起關節疼痛等不適症狀。因此，只要膠原蛋白充足，關節便能順暢活動，減緩骨骼間的摩擦損害。

而斷糖飲食不僅能抑制老化物質「最終糖化蛋白」的生成，還能降低體脂肪，使體重減輕。舉凡腰痛、膝痛等容易伴隨年齡增長出現的問題，乃至常見於高齡女性身上的退化性膝關節炎等運動障礙症候群，都能藉由「斷糖飲食法」加以改善及預防。

◉長期不吃肉，肌肉會不斷減少

斷糖飲食法強調的「蛋白質攝取」，也是預防老化過程中，必須被重新正視與矯正的觀念。

人體藉由反覆的新陳代謝，進行細胞的汰舊換新，使生命得以延續。其中，蛋白質是製造新細胞不可或缺的要素，一旦體內缺乏蛋白質，細胞就會劣化，機能開始衰退，最後導致免疫力降低，加速身體的老化和死亡。

尤其年紀稍長後，肌肉量將大幅減少，步行能力也會逐漸衰退。然而，人們卻誤信錯誤的情報，認為「年紀大，就不需要吃肉」或是「因為肉的卡路里太高，最好別吃」。

於是，**在肉類等蛋白質攝取量不足的情況下，便有可能罹患「肌少症」（即全身的肌肉量減少，是一種伴隨身體老化的疾病），影響日常生活與健康，嚴重者甚至可能引起死亡。**

如果想要在現今高齡化的社會中，盡情享受自己的老年人生，永保青春活力、能自理生活不帶給他人負擔，請務必從現在起，開始執行「斷糖飲食法」，為自己的後半人生，打下健康快樂的基礎。

斷糖 TIP

多吃魚、肉等蛋白質，有效延緩老化，避免臥床。

「糖分」會影響大腦，形成阿茲海默症

近幾年來，最終糖化蛋白與阿茲海默症的密切關係，已逐漸受到關注與討論。根據研究調查，「阿茲海默症」是引起失智症的原因中，比例最高的一種疾病。這是一種因記憶障礙或認知障礙，進而對社會和生活造成不便的疾病。目前醫學上，尚未找出此疾病的主因，說法亦眾說紛紜。但也有研究認為，一種名為「乙型澱粉樣蛋白」的蛋白質，其堆積在腦內並形成斑塊，或導致神經纖維糾結，可能就是引起神經細胞障礙，進而形成阿茲海默症的原因。

令人好奇的是，「最終糖化蛋白」是否也會對大腦造成影響呢？**不少臨床研究也顯示，許多阿茲海默症患者腦中的蛋白質，確實也有糖化的現象。**

◉帕金森氏症、失智症等，皆由大腦「糖化」引起

此外，「最終糖化蛋白」不僅會引發阿茲海默症，還有可能導致神經退化性疾病，像是出現手腳顫抖、肌肉僵硬等症狀的帕金森氏症；或是破壞神經細胞、造成失智症狀的庫賈氏病等，都與最終糖化蛋白脫離不了關係。

雖然目前相關的研究仍在持續進行中，但是，「最終糖化蛋白」會造成腦神經病變，是不爭的事實。

斷糖TIP

「斷糖飲食法」可抑止大腦糖化，預防失智症。

糖醇不易被身體吸收，適合取代砂糖

「甘甜味」是日本傳統料理的獨特風味，包括照燒、牛丼或紅燒魚等受歡迎的家常菜，均具有甜味。因此，我建議各位料理時活用下頁介紹的甜味劑，不但不會使「血糖快速上升」，也不會造成「老化」，更不會形成「最終糖化蛋白」。**至於常見的白糖、砂糖、蜂蜜或味醂等調味料，因會增加體內的最終糖化蛋白，危害人體健康，需避免食用。**

如果想為料理增加甜味，建議可使用成分天然、不易被身體吸收的糖醇等甜味劑，如赤藓醇、羅漢果濃縮液、甜菊糖等，取代一般的糖類，在享受美味的同時，也能擁有健康。

優質&劣質甜味劑一覽表

優質甜味劑

- Lakanto-S
- 赤蘚醇
- 羅漢果濃縮液
- 甜菊糖
- 甘草
- AK糖

劣質甜味劑

- 砂糖（上白糖、細白糖、黑糖、白雙糖、三溫糖、黑砂糖等）
- 蜂蜜
- 玉米糖漿
- 水飴糖漿
- 還原水飴糖漿
- 還原麥芽糖
- 蔗糖
- 還原澱粉糖化物
- 山梨糖醇
- 木糖醇
- 海藻糖
- 糊精
- 味醂
- 寡糖
- 蘋果醋
- 蔬菜萃取物

※參考來源：「Dr. Araki's LOWCARB FOODS」網站

成功斷糖的關鍵❹

保持愉快心情，免疫力自然提升

想預防疾病或老化，並健康長壽地生活，維持免疫力十分重要。免疫力就如同人體的防護罩，可抵抗外在或體內各種有害物質的侵襲。

為了提高免疫力，我建議各位「試著為他人付出」。雖然兩者看似毫無關係，但卻是非常重要的一件事。在實踐過程中，最重要的關鍵是「不期待對方的回饋」。

對象並不僅限於家人或朋友，公司同事或路上擦身而過的陌生人也無所謂。

◉ 不計較得失，心情更輕鬆

不計較得失，秉持著一顆純粹為他人付出的心，久而久之，對自己的評價也會越來越高。隨著自我評價的提升，行動也會越顯自信，當遭遇困境或痛苦的事情時，便能順利克服，不輕易被擊倒。

只要保持愉快的心情，免疫力自然提升，這就是最有效的天然維他命。

第6章

名醫開菜單！「斷糖飲食」這樣吃，最健康

慎選食物，可多以新鮮魚、肉當主食，避免攝取過多糖分。

一旦開始斷糖，請至少堅持三天

本章我將介紹「斷糖飲食法」的具體作法。首先，我想請各位先完成一件事。當你開始進行斷糖飲食法後，請盡可能努力維持至少「三天」。因為人類的身體循環，大都以「三」為基準。

例如，糖分進入體內後，會在三天內成為體脂肪；想消除尼古丁或酒精等成分引起的成癮性，也需要三天的時間；減緩精神分裂症等不適症狀，大約也得從開始斷糖後的三天，才能見效。因此，請務必堅持三天！

此外，完成三天的斷糖飲食後，必須再花費三週的時間，將「斷糖」培養成一種習慣；接著，三個月後，就可檢驗斷糖飲食法的成果。

只要持續斷糖三天，身體將逐漸產生變化，例如：肚子變小或體重減輕，

心境上也會出現轉變，更有自信。經歷三天的斷糖飲食後，一旦再度食用白米飯，會明顯感覺身體變沉重。這就證明，身體已經習慣沒有「糖分」的存在，一旦再度食用，很難再次消化吸收。

◉一旦開始，就要一鼓作氣完成

或許你會認為：「慢慢戒糖，不也可以？」、「一時很難完全戒除。」當然，慢慢戒除也是一種方法，但我強烈建議，一次就乾淨的戒除糖分。

想想「酒精成癮」的過程吧！不管努力多久、禁酒多久，只要忍不住喝一口，一切就前功盡棄；好不容易減少糖分的攝取量，卻因意志力薄弱，忍不住多吃一口，結果就是，永遠無法擺脫「糖分」的惡性循環。**因此一旦決心開始執行「斷糖飲食法」，就要完全戒除糖分，「斷糖生活」才能長久持續。**

◉為了他人斷糖，反而能持久

此外，試著「為他人」斷糖，而非「為自己」，也可以幫助我們下定決心展開斷糖生活。只要當作為妻子、孩子或年邁的雙親等重要的人而做，就容易維持。想想看，萬一自己生病了，親人不但要花費許多時間跟金錢，還要承受精神上的痛苦或壓力，這是多麼難受的一件事啊？所以，只要想著「為他人」斷糖，或許就能更有意志力，堅持完成。

斷糖TIP

「斷糖」要一鼓作氣，最忌猶豫不決。

「甜食」對身體無益，建議減少攝取

在斷糖生活期間，所有含糖的甜食、蛋糕都必須嚴格忌口。

雖然人們總說「甜點是裝在另一個胃」，但正如前文不斷強調的，我們會一直想吃甜食，是因為「糖」具有成癮性，因此，一旦開始執行斷糖飲食法後，自然會降低對甜點的欲望。此外，洋芋片、仙貝、餅乾等零食也含有大量糖分，必須盡量避免攝取。

◉點心請以「無糖食品」為主，避免造成身體負擔

從人類的「消化能力」來看，「吃點心」是一件非常不值得推薦的行為。

為什麼呢？雖然消化能力因人而異，不過一般來說，當食物進入胃裡，至少需要四到五個小時才能完全消化完畢。試想，十二點吃過午餐後，下午三點又再吃下午茶，吃下午茶時，胃裡還殘留著中午十二點未消化完的食物。

在此狀況下，中午十二點吃進肚子裡的食物，就會以「未消化的食物」狀態，長時間停留在胃裡。未消化的食物會在胃裡逐漸腐爛，進而產生毒素。久而久之，便會成為身體的負擔。

下午茶時間一到，如果嘴饞得受不了，**請選擇食用「無糖食物」，例如：原味無糖優格、水煮蛋、無糖寒天果凍等，對身體較有益。**

斷糖 TIP

嘴饞時，請選擇「無糖食品」，避免前功盡棄。

麵類、米飯含大量糖分，請改吃魚、肉

捨去米飯、麵包或麵條等主食，對亞洲人而言，或許很困難。畢竟從古至今，我們的飲食方式一直圍繞著「吃飯配菜」的觀念。實際上，存有這種想法的民族，只有「亞洲人」。

歐美人食用前菜或主菜時，只將麵包當作餐前的配角。對於身為肉食動物的人類來說，把米飯、麵條等當作主食，不過是止飢的變通方法。因此，請各位拋開「主食」的觀念吧！當煩惱要煮什麼菜時，不妨以「蛋白質」為主。

在構思飲食內容時，最好以「動物性蛋白質」為優先，選擇「肉類」或「魚類」為主食。同樣的方法，也適用於「選擇外食」上。選擇店家或菜色時，請以「蛋白質的攝取量」為考量，便能做出最正確的決定。

◉ 除了麵類、米飯，馬鈴薯、玉米等也含大量糖分

提醒各位，執行「斷糖飲食法」時，**絕對嚴禁攝取的食物包括：米飯、麵包、烏龍麵、蕎麥麵、拉麵、素麵、義大利麵、通心麵、米粉、冬粉等，各種用米、小麥粉或豆類澱粉製成的食物。**

此外，玉米、馬鈴薯或番薯等薯類食物，及以這些食物為原料的太白粉、玉米粉等，也含有大量的糖分，千萬不可過度攝取。

斷糖TIP

多以新鮮魚、肉當作主食，避免攝取過多糖分。

肥肉對身體無益，請多吃「瘦肉」

雖然我建議各位多吃肉類，但人體本來就能夠自行合成肉類所含的脂肪酸，因此必要性並不高。我希望各位多攝取優質肉類中所含的「必需胺基酸」，也就是「動物性蛋白質」。

如何有效率地攝取「必需胺基酸」呢？答案就是多吃「瘦肉」，最好以「脂肪少」的部位為主。例如，挑選牛肉時，牛腿肉或牛里肌肉，比牛沙朗適合；挑選豬肉時，豬腰脊肉或豬里肌肉，比豬五花肉更好。

至於像霜降牛肉等高檔肉品，對進行「斷糖飲食法」的各位而言，沒有任何助益。因為其中不但含有大量脂肪，蛋白質含量也比一般的瘦肉少。

此外，處理肉品時，料理方式越簡單越好。我的作法是：用羊肉（切成薄片）做涮涮鍋，或是用橄欖油拌炒豬腰脊肉，並單以鹽巴調味，就很美味；甚至不加調味料，品嚐肉品本身的甜味，也十分可口。

◉海鮮含優良脂肪酸，建議多攝取

除了肉類外，我也建議各位多攝取「海鮮」。尤其是青背魚，富含EPA（二十碳五烯酸）、DHA（二十二碳六烯酸）等優良脂肪酸，不僅能像其他脂肪酸一樣，成為細胞膜或紅血球的原料，還能促進血液循環、活化腦細胞；其他像貝類或甲殼類等，也含豐富營養素，建議各位多食用。

斷糖TIP

攝取海鮮時，建議可多吃含優良脂肪酸的「青背魚」。

市售瘦肉&肥肉的卡路里含量表

○瘦肉──脂肪含量少，熱量低

雞柳	100大卡
去皮雞胸肉	108大卡
豬里肌肉	115大卡
豬腿肉	130大卡
牛里肌肉	133大卡
牛腿肉	140大卡
帶皮雞胸肉	190大卡
羔羊腿肉	217大卡
羔羊肋肉	227大卡

×肥肉──脂肪含量多，熱量高

牛五花肉	517大卡
牛沙朗	498大卡
牛肋肉	468大卡
牛肩脊肉	411大卡
培根	405大卡
豬五花肉	386大卡
合鴨（雜交肉鴨）	333大卡
牛肩	286大卡
豬腰脊肉	263大卡
豬肩脊肉	253大卡

蔬菜也含有糖分，請慎選再食用

本書與一般健康書的觀點不同，我認為進行「斷糖飲食法」時，不需要攝取蔬菜。為什麼？因為蔬菜含有大量的糖分。

如果基於「健康」或「對身體有益」等理由，攝取過多蔬菜，反而容易使體內的脂肪增加，最終導致各種疾病或加速老化。請各位試想，胡蘿蔔煮過後，是否會變甜呢？這就證明，其含有糖分；而洋蔥或長蔥等蔥類、番茄或南瓜等暖色系蔬菜，也都屬於高糖食物。

至於，含糖量少的蔬果有哪些呢？包括酪梨、豆芽或芽菜等均是；香草類亦可少量攝取。此外，菠菜、小松菜和韭菜的綠葉部分，含糖量較少，也可放心食用（內容詳見第一八六頁）。

當然，很多人可能會擔心，「不攝取蔬菜，難道不會缺乏維生素或礦物質嗎？」關於這個問題，我會在後續的內容中詳加說明。不過有一點可以肯定，**如果想要有效率地攝取營養素，平常多吃魚或肉類，絕對是更理想的方式。**

◉蔬菜的營養價值在於「纖維」，可以菇類、海藻代替

蔬菜唯一的優點就是含膳食纖維，能幫助調整腸道環境，增加益生菌。除此之外，大多是無益的糖分。因此，各位不妨以其他食物替代，如裙帶菜、海帶、水雲、海苔、羊栖菜、鴻禧菇、金針菇等。

斷糖 TIP

部分蔬菜，如蘿蔔、番茄等，也含有糖分，請減少食用。

水果含大量果糖，容易越吃越胖

水果亦含有大量糖分（可參考一五六頁的表格），且是糖類中最甜的「果糖」，而非碳水化合物或砂糖中的葡萄糖。水果中的糖分，具有容易轉換成三酸甘油脂的特性，減肥中的女性若堅持「早餐只吃水果」或「以水果代替點心」，不但不會變瘦，反而容易越吃越胖。

任何人聽見這種說法，一時之間都難以置信吧！請大家看看下列水果中的含糖量，便可了解「為什麼不能吃水果」。

- **蘋果（一顆，二五〇公克）**：約含三十三公克的糖，等於八顆方糖。
- **香蕉（一根，九〇克）**：約含十九克的糖。
- **葡萄柚（一顆，二一〇克）**：約含十八克的糖。

由此可見，水果的含糖量極高，相當驚人。**若真的無法拒絕水果的美味，建議每次攝取量為一個拳頭大小，每天不要超過三份。**

◉ 水果經乾燥處理，反而會保留更多糖分

近年來，水果的品種改良技術不斷提升，口味越來越甜，反而讓我們吃下更多有害身體的高糖水果。此外，「水果乾」也要避免攝取，因為水果經過乾燥後，糖分會濃縮在果肉中，比起新鮮水果，水果乾更要少吃。

斷糖TIP

水果的甜度越高，含糖量也越高，請減少攝取。

常見水果的含糖量

台灣雖有「水果王國」的美名，但水果含糖量高，糖尿病、代謝症候群患者不宜多吃。一般人也應控制每日的水果食用量，勿本末倒置，以水果取代正餐。

水果	單位	含糖量
蘋果	1顆	32.8公克
葡萄柚	1顆	18.9公克
香蕉	1根	19.3公克
桃子	1顆	15.1公克
橘子	1顆	8.2公克
草莓	1顆	1.1公克
酪梨	1顆	1.3公克
葡萄	1串	19.8公克
香瓜	1顆	15.7公克
西瓜	1顆	138公克
奇異果	1顆	9.4公克
水果乾	**單位**	**含糖量**
葡萄乾	100公克	76.6公克
杏桃乾	100公克	60.6公克
無花果乾	100公克	65.2公克

比起蔬果，魚、肉能提供人體更多營養

根據前文所言，如果不能吃蔬菜或水果，大家一定會擔心，「難道不會缺乏維生素或礦物質嗎？」答案是「不會」。

因為肉類、魚類或雞蛋等動物性蛋白質中，亦含有豐富的維生素或礦物質，且比起蔬果，這些食物反而能提供人體更均衡的營養。

◉多吃不同的魚或肉類，攝取優良蛋白質

例如，鰻魚或銀鱈魚等魚類，內含大量維生素A，能幫助人體去除活性氧，是皮膚或黏膜進行新陳代謝時，不可或缺的成分；豬肉和鰻魚含有豐富的

維生素B_1，是代謝糖分的必要維生素；牛肝、牡蠣和蛤蠣等，含有豐富的維生素B_{12}，有助於蛋白質的代謝及提升肝功能。

因此，根據上述內容，我建議大家，盡量從不同的食物中，攝取優良的動物性蛋白質，便能同時補足人體所需的維生素及礦物質。

下列表格中，完整列出市面上常見的魚或肉類，其所含的營養成分各不相同，建議讀者可依自身需要，選擇適合的食物攝取，補充不足的營養。

魚類&肉類的營養成分表

維生素A	鰻魚、銀鱈魚、各種肝臟
維生素B_1	豬肉、鰻魚
維生素B_6	大馬哈魚、沙丁魚、鮪魚、鯖魚、雞肉
維生素B_{12}	沙丁魚、秋刀魚、牛肝、牡蠣、蛤蠣
維生素D	鮪魚、沙丁魚、鰹魚、秋刀魚、鯖魚、青甘魚
維生素E	鰻魚、鰺魚、香魚、青甘魚、沙丁魚
鋅	牡蠣、螃蟹、鱈魚卵、牛肉
鐵	肝臟、貝類

透過營養補充品，也可攝取維生素C

進行「斷糖飲食法」時，最容易缺乏的營養素就是「維生素C」。維生素C具有強大的抗氧化作用，能有效擊退導致疾病的元凶——活性氧；同時也是提升免疫力、合成膠原蛋白等不可或缺的要素，建議養成每日固定攝取的習慣。

雖然蔬果含有豐富的維生素C，但是，蔬果的含糖量極高，因此，我並不建議將「蔬果」視為攝取維生素C的唯一來源。

我的建議是，從「營養補充品」中攝取，也就是挑選適合的維生素C補充品，以代替蔬果。

◉太便宜的營養補充品，效果可能不如預期

挑選時，最好選擇與藥品濃度相同的產品。不過，市售的營養補充品五花八門，有些產品在製造過程中，會流失維生素C，導致成品幾乎不具任何效用，因此，購買前務必先諮詢醫師或藥師，再決定是否購買。

雖然光從外表包裝很難判斷產品的好壞，不過，**基本的選擇要領就是「不要挑選太便宜的營養補充品」**。我並不是說價錢越昂貴的產品，效果越好，但是，製造一罐優良的營養補充品，確實需要花費一定的費用，因此依照常理，好的營養補充品不太可能以過低的價錢出售。

斷糖TIP

購買營養補充品時，濃度、售價等，都是考量因素。

當消化力不佳時，請勿勉強進食

「三餐定時定量，每餐都要攝取！」

「為了健康著想，就算沒有食欲，還是多少吃點東西吧！」

人們總是理所當然地說著上述這番話。相信有住院經驗的人都知道，醫護人員都會檢查病人是否有將餐點吃完，如果發現食物有剩，就對病人說：「飯沒吃完，病很難痊癒哦！」

身為醫師，我當然能夠理解飲食的重要性，但是，**如果不想吃東西，建議不要勉強自己進食。因為，此時身體可能需要休息，調整消化能力。**

這裡所謂的「消化能力」，指的是吃進去的食物在胃裡消化、在小腸和大腸吸收後，將其中的營養轉換成身體所需物質的能力。

舉例說明，如果肉類維持在原本的形態，便無法被身體利用，唯有被分解成胺基酸後，才能派上用場。像這樣把食物轉換成可利用的成分，打造細胞、肌肉和身體，並提供運作能量的能力，稱作「消化能力」。

事實上，若「消化食物的能力」不佳，「消化資訊的能力」也會衰退。**因為在消化能力不佳的狀態下攝取食物，反而會加重身體的負擔。**消化能力不佳的人，一旦在工作上碰到問題，也極有可能因無法妥善理解資訊而變得暴躁易怒。久而久之，精神狀況也會每況愈下。

斷糖TIP

沒有食欲時，請不要勉強進食，以免造成反效果。

食物要慎選，請先了解成分再食用

「不需吃蔬菜」、「水果也不能吃」如果從這些屬於「斷糖飲食法」的觀點來看，相信很多人已經發現，過去那些被視為理所當然的常識、觀念，其實並不一定正確。

以下我將說明一些可實際運用在「斷糖生活」中的正確飲食常識。

❶ 多吃豆腐，少吃高糖的豆漿、豆渣

大豆因為富含優良蛋白質，因此被稱作「田裡的肉」，深受女性歡迎。但是，大豆中約含有百分之六十五的澱粉，若毫無節制地攝取，非常容易使身材發胖走樣。

此外，常見的大豆製品依成分可分為兩大類，如下：

○好的豆製品：豆腐、發酵後的味噌、凍豆腐。

×壞的豆製品：豆漿、納豆、紅味噌、白味噌、豆渣。

豆腐常被活用在斷糖飲食法中，是優良的好食材，不僅使用方便，且可運用範圍廣，含糖量也偏低。每一百公克的木棉豆腐，約只含一點二公克的糖；每一百公克的絹豆腐，也只含一點七公克的糖，非常適合常備於冰箱中，方便隨時運用。

另外，味噌在發酵過程中，內含的糖分會被分解為蛋白成分，因此也很適合正在進行斷糖飲食法的人食用。至於豆漿或豆渣等製品，殘留許多從大豆中過濾出的糖分，因此含糖量極高，必須嚴格禁止食用。

❷ 雞蛋不會提高膽固醇，一天可吃三到四顆

雞蛋富含蛋白質，及人體所需的必需胺基酸，營養均衡，含糖量極低，每顆只含零點二公克，是非常好的營養食物。

此外，雞蛋也含有核酸和膽鹼等營養素。核酸是構成人體基因的原料，可有效預防老化和癌症；膽鹼則有助於活化腦細胞，預防或改善失智症。

雖然很多人常以「擔心膽固醇過高」為由，不吃雞蛋，實際上，就算一天食用三、四個雞蛋，也不會提高膽固醇的數值。正如第一一三頁的內容所述，**血液中的膽固醇大多是由「肝臟」合成，幾乎不會受到食物的影響。**

近期的研究也指出，體內膽固醇值較高者，反而更容易維持健康的生活。因此，進行「斷糖飲食法」時，若感到嘴饞，建議可吃「水煮蛋」，方便、健康，又能產生飽足感，一舉數得。

❸ 請選擇成分單純的乳製品，如純鮮奶、天然乳酪

鮮奶和雞蛋相同，皆含優良蛋白質，是方便食用的好食物。此外，鮮奶的鈣質也容易被人體吸收。不過，鮮奶含有乳糖，建議選擇「成分無調整」的鮮奶，一天的飲用量約以兩百毫升為標準（若為癌症患者，治療期間必須徹底斷糖，請嚴格遵守，避免飲用）。

低脂或無脂鮮奶屬於加工鮮奶，製作過程中因已排除脂肪，反而會使乳糖含量增高。此外，脫脂奶粉因含有濃縮後的糖分，也要避免選購。

至於乳酪，請選擇「純鮮乳和鹽」製成的天然硬乳酪。摻有添加物的加工乳酪，或發酵時間短、殘留大量糖分的「酸乳白乾酪」，也要避免食用。

選購優格時，只能選擇原味的無糖優格，任何含有甜味劑或添加水果的優格，皆屬於高糖分的食品，不宜多吃。乳酪、優格和鮮奶等食品雖好，仍必須有所節制。建議一天只攝取其中一種，多食無益。

❹ 黑咖啡、抹茶是高糖飲品，請改喝沖泡茶

身為上班族的你，應該很常喝「罐裝咖啡」吧！但是，罐裝咖啡含有大量糖分，是讓你「變胖」的元凶之一。

或許有人會問：「無糖咖啡不含糖，總可以喝吧？」、「選擇不含砂糖或牛奶的即溶咖啡，就能安心飲用吧？」、「濾掛黑咖啡不含糖，沒問題吧？」很抱歉，以上這些問題，答案都是「不行」。

為什麼呢？**因為將植物的果實或葉子磨碎，並萃取物質，皆是在澱粉裸露在外的狀態下進行抽取，導致內含的糖分會直接進入體內。**

同理可證，茶葉磨碎後製成的抹茶，也是一種含有大量糖分的產物。

此外，運動飲料等清涼飲品，即使標榜「低卡路里」，還是含有糖分，建議少喝，勿取代水而大量飲用。

如果想喝白開水以外的飲品，建議選擇直接以茶葉沖泡的綠茶、發酵過的紅茶、烏龍茶等，較為健康。

❺ 市售蔬果汁多為加工飲品，請改吃天然蔬果

很多人會以「蔬菜攝取不足」或「維持健康」等理由，選擇飲用市售蔬果汁，但是，蔬果汁中含有大量糖分，所以我並不推薦各位飲用。

為了增加味道的豐富性，廠商會使用高糖度的胡蘿蔔或番茄為材料；有時甚至為了讓飲料喝起來更順口，還會添加蘋果、柳橙等水果，增加甜度，反而造成更大的傷害。

更何況，**蔬果經過機器攪碎後，糖分反而更容易被人體吸收**。比起直接食用蔬果，蔬果汁對人體的傷害更大。

❻ 市售啤酒多含添加物，請改喝無糖的蒸餾酒

在執行「斷糖飲食法」的過程中，飲用「真正的啤酒」是被允許的。

何謂「真正的啤酒」？指僅以麥芽和啤酒花為原料釀成的啤酒。然而，目前市面上的啤酒，大多使用米或玉米粉為原料，並非真正的啤酒。此外，發泡

酒雖然價格平易近人，但成分多為人工添加物，不建議飲用。

一般人愛喝的甜雞尾酒或碳酸酒等，也是屬於高糖分的飲料，不宜多喝。近來有許多以「零糖」為賣點的酒品，想小酌一杯時，不妨選擇此類產品。

「酒」必須依賴分解原料的糖分，才能達到發酵作用。因此，酒精濃度越高的酒，含糖量就越少，**比起日本酒、葡萄酒等釀造酒，建議飲用燒酒、威士忌、琴酒或伏特加等蒸餾酒較好。**

❼「糙米」和「白米」均含糖分，不適合當作主食

近來出現一種非常熱門的健康觀念，即「精製的白米會使血糖急遽上升；糙米含有大量食物纖維，能減緩血糖上升的速度。」

不過，此觀念真的正確嗎？「糙米」含有未去殼的米糠或胚芽，的確不會使血糖急遽上升，但無論是白米或糙米，內含的糖分量都相同，對「斷糖生活」而言，毫無助益。

一旦大量食用糙米，反而更容易形成「體脂肪」。

如果是為了預防或改善恐慌症，必須控制血糖的起伏變動，的確選擇「糙米」會比白米更有效。但是，若為了減肥或預防老化、疾病等目的，不論食用糙米或白米，都是危險且無益於身體的選擇。

❽加工食品、調味料多含添加物，必須謹慎挑選

雖然，我建議各位積極從魚或肉中攝取「動物性蛋白質」，但若是「加工食品」，則必須謹慎挑選。

火腿、香腸或培根等豬肉加工品，在製作時會添加砂糖、麥芽糖、葡萄糖或果糖；魚板、竹輪、炸魚丸等白魚肉製成的魚漿製品，也會添加澱粉、山藥或砂糖等，必須特別留意。

此外，許多調味料也含大量糖分。例如，常見的「桔醋醬」並非皆以柚子為主成分，部分是使用蜜柑汁製成；而「美乃滋」的成分表上雖然寫著「釀造

醋」，但仔細一看後發現，常會添加「蘋果」；另外，「日式麵醬」或「沾醬」，幾乎也都添加大量甜味劑。

防腐劑或色素等成分，屬於添加物的一種，對人體無益。因此，選購調味料時，建議先確認營養標示或成分表，才能吃得安心又健康。可參考下頁的「食品標籤」說明，幫助各位了解食品成分，避免誤食過量的糖分。

如何確認「食品標籤」，了解成分？

●下表是某商品的外包裝，畫底線的成分多含「糖分」，選購時必須特別留心注意。

品名	○○調味料
原材料	**蔬菜、水果（番茄、蘋果、胡蘿蔔、洋蔥）**、釀造醋、**糖（葡果糖漿、砂糖）**、食鹽、香辛料、澱粉、酵母粉
內容量	300ml

●當商品的營養成分表上，標示出「碳水化合物」，卻不見「糖分」時，就必須特別注意。因為，**只要將碳水化合物減去膳食纖維的含量，就是糖的分量**，千萬別因未標示就掉以輕心。

營養成分：○大匙	
熱量	91大卡
蛋白質	2.1公克
碳水化合物	11.8公克
膳食纖維	3.2公克
鈉	225毫克

胺基飯由豆腐製成，可取代米飯、麵包

我的「斷糖飲食法」啟蒙老師——崇高醫院的院長荒木裕醫師，為了幫助大家更快融入斷糖生活，特別發明在斷糖期間也能吃的麵包和米飯。

首先，是可以取代一般米飯的「胺基飯」，作法非常簡單，如下：

❶準備一塊木棉豆腐，重壓三十分鐘後，再將水分瀝乾。

❷用網眼較粗的濾網篩，將豆腐壓碎成顆粒狀，煮熟後即為胺基飯。

胺基飯可代替米飯，只要再放上燒肉，就是一道丼飯；若將胺基飯與鮭魚一起料理，就是一碗美味的鮭魚炒飯。

雖然口感與米飯略有不同，但口感十足，相當有嚼勁，且方便準備與料理，還可產生飽足感，幫助大家漸漸習慣遠離米飯。

◉「米糠麵包」含糖量低，比一般麵包更營養

此外，也可以「米糠麵包」取代以小麥粉製成的麵包。**「米糠」是指小麥的外皮，其主成分為小麥蛋白，每一百公克的含糖量不到零點五公克，且含有豐富的膳食纖維、維生素和礦物質。**（編按：米糠麵包僅限日本國內發售，台灣目前無法購買，建議讀者選購低糖、低油、低鹽的麵包，較健康。）

更令人驚奇的是，米糠不只能做成基本麵包，其他如：丹麥麵包、牛角麵包、小餐包等；或夾火腿、雞蛋做成三明治；或夾烤雞做成漢堡等皆可，運用範圍相當廣泛。讓愛吃麵包的人，既能解饞，也能獲得滿足。

斷糖TIP

善用「胺基飯」及「米糠麵包」，有效取代一般主食。

運動搭配飲食控制，斷糖效果更好

除了飲食控制，「運動」也能提高「斷糖飲食法」的效果。

以「戒斷糖分」的方式減少體脂肪，再鍛鍊肌肉，幫助熱量消耗，就能打造出不發胖的易瘦體質。這種雙管齊下的方式，比任何瘦身減肥法都有效。

換句話說，「運動」是擁有健康人生的必要支出。

我推薦的運動包括：伸展運動、肌力訓練和有氧運動。

由於每個人的體格或體力狀態不盡相同，不須過度勉強，請選擇適合自己的方式即可。

◉做有氧運動時，請以脈搏數九十的頻率進行

此運動方法適用於所有人，且能有效降低體脂肪，做法如下：

❶先以脈搏數九十的頻率，步行十分鐘，當作熱身。
❷在「有氧運動心跳區間」內，慢跑二十分鐘以上。
❸以脈搏數九十的頻率步行十分鐘，可排出乳酸，預防肌肉痠痛。

由以上內容可知，**運動的關鍵在於「脈搏數」，重點是在運動前後，以脈搏數九十的頻率步行。**此外，一定要在「有氧運動心跳區間」內慢跑，才能有效燃燒脂肪。

因為一旦超過此區間，身體便會以「葡萄糖」當作燃料，結果就是換來滿頭大汗、氣喘吁吁的結果，無法燃燒體內的脂肪。

關於「有氧運動心跳區間」的脈搏數，請參閱第一二〇頁的內容。若以我的年齡五十二歲來看，我的「有氧運動心跳區間」大約是一三〇。我習慣在此區間內，慢跑半小時至一小時。此外，市面上販售許多測量脈搏的機器，各位不妨多加利用。

◉有氧運動可消除壓力，幫助產生腦內啡

不過，各種運動的頻率該如何計算呢？我建議，「有氧運動」以一週兩次或一天一次即可；「肌力訓練」則以一週兩次最適當。**只要持續運動三個月，不僅可降低體脂肪，連四肢末梢的微血管都會增加二十倍以上。**

如此一來，「氧氣」將更容易隨血液被運送至體內各處，有效緩解手腳冰冷的症狀，還可提升免疫力。

此外，進行有氧運動還能「消除壓力」。

開始進行有氧運動一段時間後，腦內的下視丘或腦下垂體，會分泌一種叫做「腦內啡」的腦內麻藥。此物質與我們攝取糖分時，腦內分泌的鴉片性物質相同。因此，如果能夠藉由「有氧運動」獲得腦內啡，或許就能減少人類對於「糖分」的欲望吧！

進行有氧運動時，只需要重複相同的動作，因此可拋開思緒，完全專注在運動上。只要拋開煩惱或憂慮，我們就能從壓力中解脫，免疫力自然提升。

斷糖TIP

請戒吃甜食，並搭配「有氧運動」，消除壓力。

跟著名醫這樣吃外食，最健康！

執行「斷糖飲食法」時，最困難之處在於「外食的選擇」。以下我將介紹在外用餐時的注意事項，及選擇餐廳和點餐的訣竅。

義式料理＆法式料理 請以肉或海鮮為主食，禁食麵包及義大利麵

義大利料理多使用橄欖油清炒海鮮或肉類，非常適合用於「斷糖飲食法」。不過，用小麥粉製成的麵包或義大利麵等，其糖分較高，應避免攝取。

此外，屬於法式料理的牛排、煎魚和熟成乳酪等，也很適合食用。唯有一點須注意，即紅酒的飲用，因紅酒含糖分，請避免飲用過量。

中華料理&台灣小吃
烤鴨及勾芡食物因含糖，請勿食用

鹽酥蝦、涼拌魷魚、韭菜炒蛋、醬燒豬肝等，口味重、配料豐富的菜色，正是中華料理或台灣小吃的迷人魅力。

但是，有幾道料理絕對不能吃，包括：拉麵、炒飯，或是外皮以小麥粉製成的餃子、小籠包等。

此外，濃郁香甜的北京烤鴨，因使用甜麵醬，也必須禁食。其他如中華料理獨有的芡汁，因使用玉米粉或太白粉等材料，也請少吃為妙。

燒肉&烤雞肉串
請改以鹽巴調味，勿使用烤肉醬

「燒肉」是我非常推薦的料理，因為炭火可去除肉品的多餘脂肪，只保留優良的蛋白質。不過，燒烤時請使用鹽巴調味，避免使用帶有甜味的烤肉醬。

此外，「烤雞肉串」只要避免沾醬，改以鹽巴調味，就是執行「斷糖飲食法」時的最佳食物。

日本料理 定食請只吃主菜，勿吃白飯

日本料理最常見的就是「定食」，雖然菜色豐富，但因為搭配白飯食用，容易攝取過多糖分。建議點餐時，先告知店家「不需要白飯」。

不過，可樂餅、天婦羅、炸雞等，因為會包裹一層麵衣再油炸，麵衣的原料又多是以小麥粉或麵包粉製作，容易攝取過量的糖分。因此食用前，請記得將麵衣剝除再食用。

至於涮涮鍋、雞肉鍋等火鍋料理，因含糖量低，也很適合食用。其他如使用小麥粉的大阪燒、使用醋飯的壽司、含大量白飯的炸豬排丼或親子丼等丼飯，及香甜的鰻魚和壽喜燒等，都是絕對禁止的食物。

此外，**「居酒屋」也是我很推薦的用餐地點。因為可以自行選擇菜色，種類多且豐富。**以肉類料理來說，可選擇炙燒牛肉或燒肉；海鮮類可選擇生魚片、烤魚、酒蒸蛤蠣、帆立貝或魷魚等。

◉名醫親授！西脇醫師的一週斷糖食譜

除此之外，經常有人問我：**「醫師，您平常三餐都吃些什麼呢？」**為此，我想與各位分享我每週的飲食內容，讓大家知道實踐「斷糖飲食」並不困難。

請參考下頁表格便可發現，就算正在執行「斷糖飲食」，能食用的食物還是很多，並不像外界所想的「什麼都不能吃」。

另外，一八五頁則是我為大家整理的「市售食品分類表」，將「可正常攝取的食品」和「應避免攝取的食品」清楚分類，方便大家在選購食材或調味料時，有更明確的依據，避開含糖分的食品。

斷糖TIP

只要慎選食物，不論自炊或外食，皆能安心食用。

西脇醫師的「一週斷糖食譜」

時間	早餐	午餐	晚餐
星期一	・兩顆荷包蛋 ・橄欖油炒豬腰脊肉佐青花菜 ・熱開水	**〔豬肉鍋〕** ・豬肉二五〇公克 ・日本蕪菁 ・香菇 ・豆腐一塊 ・肉湯（加岩鹽和胡椒）	**〔什錦火鍋〕** ・鱈魚、帆立貝、蝦子 ・豬肉、茼蒿、金針菇 ・豆腐、醬油、岩鹽 ・豆芽拌菜
星期二	・煎豆腐一塊（橄欖油、岩鹽、奶油） ・雞肉沙拉（雞柳罐頭、生菜、美乃滋、胡椒、美濃三年醋） ・熱開水	・低卡起司漢堡（見註❷） ・紅茶 ・柳橙果凍（半份）	**〔成吉思汗鍋〕** ・羊肉、豆芽、青花菜 ・美濃三年醋（見註❶） ・醬油、香菜 ・豆芽拌菜 ・熱開水
星期三	・橄欖油炒豬腰脊肉佐青花菜 ・水煮蛋	**〔什錦火鍋〕** ・豬肉火鍋片、大馬哈魚 ・水芹菜、豆腐、岩鹽 ・醬油 ・熱開水	**〔外食聚餐〕** ・鹽味烤鬥雞 ・鹽味串燒豬肉（腿肉一串、肩脊肉一串） ・鹽燒星鰻 ・鹽味烤香菇一串 ・紅酒兩杯
星期四	・奶油煎鮭魚 ・青花菜 ・荷包蛋	**〔自製便當〕** ・烤雞肉串、醬油 ・Lakanto-S、里之味（見註❸❹） ・山椒醬燒、玉子燒 ・奶油炒菠菜 ・胺基飯、熱開水	**〔什錦火鍋〕** ・豬肉火鍋片、鱈魚 ・日本蕪菁、豆腐 ・岩鹽、醬油、熱開水

時間	早餐	午餐	晚餐
星期五	・兩顆荷包蛋 ・橄欖油炒豬腰脊肉佐青花菜 ・熱開水	・低卡起司漢堡（見註❷） ・熱開水	**〔外食聚餐〕** ・涼拌酪梨（酪梨、橄欖油、無糖海苔佃煮） ・鹽滷絹豆腐 ・香草煎羔羊 ・馬丁尼 ・威士忌蘇打二杯
星期六	・兩顆荷包蛋 ・橄欖油炒豬腰脊肉佐菠菜 ・熱開水	**〔自製便當〕** ・味噌煮鯖魚、玉子燒 ・奶油炒菠菜 ・胺基飯、熱開水	・西班牙海鮮燉飯
星期日	・兩顆荷包蛋 ・橄欖油炒豬腰脊肉佐菠菜 ・熱開水	・帆立貝釜飯 ・豆腐珍珠菇味噌湯（加紫蘇葉）	**〔燒烤店用餐〕** ・雞胸肉、雞肝、雞柳 ・雞屁股、雞軟骨、辣椒 ・雞湯、涼拌豆腐 ・稀釋燒酒

❶ 美濃三年醋：內堀釀造出品的紅醋。熟成期間長，含糖量少。讀者可以低糖醋代替。
❷ 低卡起司漢堡：低卡、低熱量，可供給生活習慣病患者食用。
❸ Lankanto-S：由羅漢果製成的天然甜味劑，低卡且含糖量低，可取代砂糖使用。
❹ 里之味：指天然釀造、熟成期約為三年的豆味噌。

市售食品分類表

讀者可參考下表，選擇適合的食品，此外，右欄的食品因含糖分或人工添加物，請減少攝取。

可正常攝取的食品	應避免攝取的食品
【調味料類】	**【調味料類】**
鹽巴	調味醬
香草鹽	沾醬
醬油	番茄醬
味噌	美乃滋（含糖）
胡椒	桔醋醬
咖哩粉	味醂
辣椒	料理酒
美乃滋（無糖）	日式麵醬
橄欖油	沙拉油
荏胡麻油	小麥粉
紫蘇油	太白粉
醋	天婦羅粉
柴魚片	葛粉
海帶	
乾香菇	
【穀物類】	**【穀物類】**
雜穀（小麥麩）	米（精白米、糙米）
米糠麵包	麵包
麩麵	烏龍麵
	蕎麥麵
	素麵
	拉麵
	義大利麵
	通心麵
	米粉
	玉米粉
【蛋白質類】	**【蛋白質類】**
肉類	義式臘腸
海鮮類	鹽醃牛肉
雞蛋	魚肉加工品（含糖）
魚肉加工品（無糖）	火腿、香腸（含糖）
火腿、香腸（無糖）	豆腐渣
	豆漿

可正常攝取的食品	應避免攝取的食品
大豆蛋白	
小麥蛋白	
豆腐	
凍豆腐（無糖）	
吉利丁	
【蔬菜類】（可少量食用）	**【蔬菜類】**
芽菜類： 青花菜、蘿蔔芽菜、芥菜芽	根菜類：番薯、牛蒡、洋蔥、馬鈴薯、胡蘿蔔
不易保存的葉菜類： 菠菜、茼蒿、小松菜、青江菜	果菜類：茄子、小黃瓜、番茄、青椒
香草類： 九層塔、香菜、西洋菜、香芹	葉菜類：高麗菜、白菜
【乳製品】	**【乳製品】**
無調整鮮奶	加工鮮奶
天然乳酪（僅以鮮奶和鹽製作）	脱脂奶粉
奶油	酸乳白乾酪
原味優格	加工乳酪（含糖）
	植物奶油
【飲料】	**【飲料】**
綠茶	蔬果汁
紅茶	清涼飲料
烏龍茶	碳酸飲料
水	咖啡
	抹茶
	巧克力牛奶
【酒】	**【酒】**
燒酒	葡萄酒
威士忌	日本酒
伏特加	啤酒（以糖及添加物製作）
琴酒	發泡酒
啤酒（純釀造，不含添加物）	梅酒
蘭姆酒	紹興酒
	酒精飲料（含糖）

成功斷糖的關鍵❺

為自己取一個響亮的頭銜，增加信心

想擁有什麼樣的人生，取決於自己的行動。但是，我們心中卻常冒出「不可能做得到」、「過去都失敗的事情，這次肯定也做不到」等念頭，阻礙了自己的行動，對吧？最後甚至會對一事無成的自己感到生氣、後悔，認為自己的意志力和行動力很薄弱。

因此，我想推薦各位一個提高行動效率的方法，為自己取一個響亮的頭銜。

◉ 改變想法，就能提升行動效率

如果你想成為一個充滿朝氣，隨時能帶給他人活力的人，不妨為自己冠上「超級元氣達人」的頭銜。每當你覺得迷惘或快要撐不下去時，就反問自己「如果是超級元氣達人，他會怎麼做？」只要思考達人的答案，理想自然會化成行動。

看似作用不大的小技巧，卻很有幫助。只要轉變信念，改變自己的行動，人生就會變得更精彩與充實。

結語

預防老化、失智，從實踐「斷糖飲食法」開始

今年，我即將滿五十三歲。除了每天到診所工作外，也會去偏遠的地方醫院，進行外診兩次。此外，我擔任電視劇的監修，參加錄影、舉行演講、接受報章雜誌的採訪等，託各位的福，每天都過得非常充實。不過，我卻不曾出現「體力透支」的情形。

不僅幾乎不曾感冒，身體狀況也很好，每天都精力充沛。此外，我對替代醫療等各種領域的研究，仍舊興致勃勃，鑽研學問的欲望與專注力和年輕時一樣，不曾消退。

這段期間，無論是肉體或精神上，我都感到相當充實滿足，甚至覺得，只要繼續依循這樣的生活模式，或許我真的能活到兩百歲也說不定。

◉吃的食物，決定身體的健康

如今，我擁有健康、活力且充實的生活，全歸功於「斷糖飲食法」。不需上醫院、也不需要依賴藥物，只要改變「飲食方式」，就能活得精神奕奕。

由於我親自體驗並感受到「斷糖飲食法」的好處，所以誠心的向各位推薦，希望大家都能與我一樣，即使邁入中年，也能充滿活力地迎接第二人生。

我再次強調，**人體是由我們所攝取的營養素所構成，因此，只要吃對身體有益且必須的食物，就可以長命百歲。**

但願各位也能親自實踐「斷糖飲食法」，體會與享受其所帶來的好處。

西脇俊二

HealthTree 健康樹系列052

3天改變體質的斷糖飲食

日本名醫親身實踐！3個月瘦17公斤，年輕10歲

断糖のすすめ～高血圧、糖尿病が99%治る新・食習慣

作　　者	西脇俊二
譯　　者	劉格安
總 編 輯	何玉美
責任編輯	紀欣怡
封面設計	張天薪
內文排版	菩薩蠻數位文化有限公司
行銷企劃	陳佩宜・黃于婷・馮羿勳
業務發行	林詩富・張世明・吳淑華・林坤蓉・林踏欣
會計行政	王雅蕙・李韶婉
法律顧問	第一國際法律事務所　余淑杏律師
電子信箱	acme@acmebook.com.tw
采實官網	http://www.acmebook.com.tw/
采實文化粉絲團	http://www.facebook.com/acmebook
I S B N	978-986-5683-54-2
定　　價	280元
初版一刷	2015年7月16日
劃撥帳號	50148859
劃撥戶名	采實文化事業有限公司
	104台北市中山區建國北路二段92號9樓
	電話：（02）2518-5198
	傳真：（02）2518-2098

國家圖書館出版品預行編目資料

3天改變體質的斷糖飲食／西脇俊二作；劉格安譯.
－－初版.－－臺北市：采實文化，民104.07
面；　公分. --（健康樹系列；52）
譯自：断糖のすすめ～高血圧、糖尿病が99%治る新・食習慣
ISBN　978-986-5683-54-2（平裝）

1.健康飲食 2.健康法

411.3　　104008190

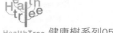

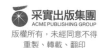

廣　告　回　信
台北郵局登記證
台北廣字第03720號
免　貼　郵　票

采實文化 ACME PUBLISHING 采實文化事業有限公司

104台北市中山區建國北路二段92號9樓

采實文化讀者服務部　收

讀者服務專線：(02) 2518-5198

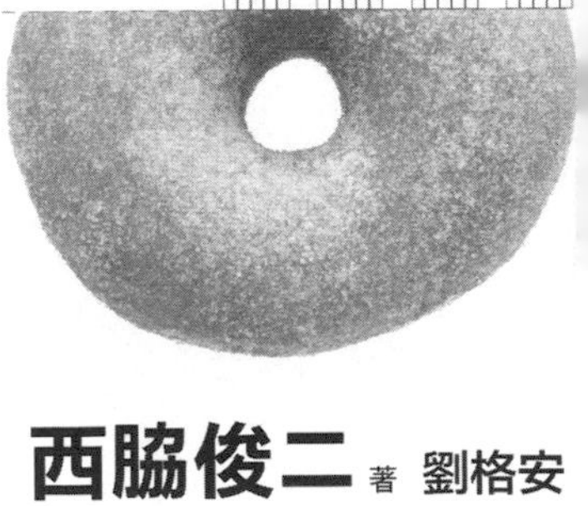

3天改變體質的
斷糖飲食

西脇俊二 著 劉格安

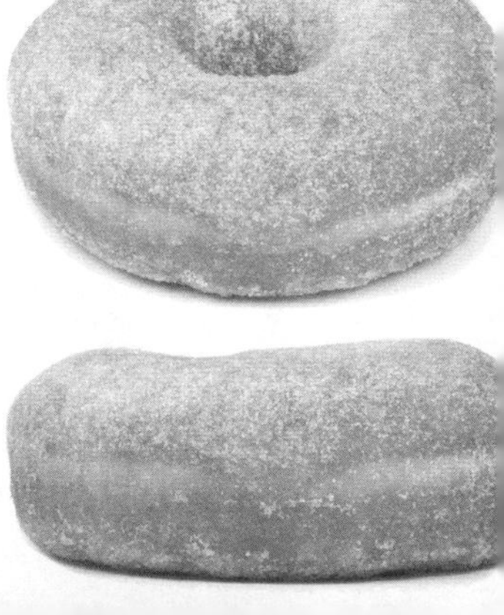

断糖のすすめ~高血圧、糖尿病が99%治る新・食習慣

HealthTree 健康樹 **系列**專用回函

系列：健康樹系列052
書名：3天改變體質的斷糖飲食

讀者資料（本資料只供出版社內部建檔及寄送必要書訊使用）：

1. 姓名：
2. 性別：☐男 ☐女
3. 出生年月日：民國　　年　　月　　日（年齡：　　歲）
4. 教育程度：☐大學以上 ☐大學 ☐專科 ☐高中（職） ☐國中 ☐國小以下（含國小）
5. 聯絡地址：
6. 聯絡電話：
7. 電子郵件信箱：
8. 是否願意收到出版物相關資料：☐願意 ☐不願意

購書資訊：

1. 您在哪裡購買本書？☐金石堂（含金石堂網路書店） ☐誠品 ☐何嘉仁 ☐博客來 ☐墊腳石 ☐其他：＿＿＿＿＿＿＿＿（請寫書店名稱）
2. 購買本書的日期是？＿＿年＿＿月＿＿日
3. 您從哪裡得到這本書的相關訊息？☐報紙廣告 ☐雜誌 ☐電視 ☐廣播 ☐親朋好友告知 ☐逛書店看到 ☐別人送的 ☐網路上看到
4. 什麼原因讓你購買本書？☐對主題感興趣 ☐被書名吸引才買的 ☐封面吸引人 ☐內容好，想買回去試看看 ☐其他：＿＿＿＿＿＿＿＿（請寫原因）
5. 看過書以後，您覺得本書的內容：☐很好 ☐普通 ☐差強人意 ☐應再加強 ☐不夠充實
6. 對這本書的整體包裝設計，您覺得：☐都很好 ☐封面吸引人，但內頁編排有待加強 ☐封面不夠吸引人，內頁編排很棒 ☐封面和內頁編排都有待加強 ☐封面和內頁編排都很差

寫下您對本書及出版社的建議：

1. 您最喜歡本書的哪一個特點？☐健康養生 ☐包裝設計 ☐內容充實
2. 您最喜歡本書中的哪一個章節？原因是？

＿＿＿＿＿＿＿＿＿＿＿＿＿＿＿＿＿＿＿＿

＿＿＿＿＿＿＿＿＿＿＿＿＿＿＿＿＿＿＿＿

3. 您最想知道哪些關於健康、生活方面的資訊？

＿＿＿＿＿＿＿＿＿＿＿＿＿＿＿＿＿＿＿＿

＿＿＿＿＿＿＿＿＿＿＿＿＿＿＿＿＿＿＿＿

4. 未來您希望我們出版哪一類型的書籍？

＿＿＿＿＿＿＿＿＿＿＿＿＿＿＿＿＿＿＿＿

＿＿＿＿＿＿＿＿＿＿＿＿＿＿＿＿＿＿＿＿